"性"命攸关

性功能是男性健康的"风向标"

邓春华 高勇 刘闽军 主编

男科专家诠释"性"与"命"的密切关系
揭开男性健康管理的奥秘

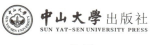

中山大学出版社
SUN YAT-SEN UNIVERSITY PRESS

·广州·

版权所有　翻印必究

图书在版编目（CIP）数据

"性"命攸关：性功能是男性健康的"风向标"/邓春华，高勇，刘闽军主编. —广州：中山大学出版社，2018.10

ISBN 978-7-306-06466-0

Ⅰ. ①性… Ⅱ. ①邓… ②高… ③刘… Ⅲ. ①男性—性医学—基本知识 Ⅳ. ①R167

中国版本图书馆 CIP 数据核字（2018）第 232274 号

"XING" MING YOUGUAN——XINGGONGNENG SHI NANXING JIANKANG DE "FENGXIANGBIAO"

出 版 人：王天琪
策划编辑：鲁佳慧
责任编辑：鲁佳慧
封面设计：刘　犇
责任校对：邓子华
责任技编：何雅涛
出版发行：中山大学出版社
电　　话：编辑部 020 - 84110771，84110283，84111997，84110779
　　　　　　发行部 020 - 84111998，84111981，84111160
地　　址：广州市新港西路 135 号
邮　　编：510275　**传　真**：020 - 84036565
网　　址：http://www.zsup.com.cn　E-mail：zdcbs@mail.sysu.edu.cn
印 刷 者：佛山市浩文彩色印刷有限公司
规　　格：787mm×1092mm　1/16　8 印张　150 千字
版次印次：2018 年 10 月第 1 版　2018 年 10 月第 1 次印刷
定　　价：38.00 元

如发现本书因印装质量影响阅读，请与出版社发行部联系调换

本书编委会

主　　编　邓春华　高勇　刘闽军
参编人员（按姓氏笔画排序）
　　　　　万　子（中山大学附属第一医院泌尿外科）
　　　　　方　平（南方医科大学珠江医院泌尿外科）
　　　　　邓春华（中山大学附属第一医院男科）
　　　　　龙世颖（中山大学附属第一医院泌尿外科）
　　　　　卢振权（香港大学深圳医院泌尿外科）
　　　　　田　昆（中山大学附属第一医院泌尿外科）
　　　　　冯　鑫（中山大学附属第一医院泌尿外科）
　　　　　吕坤龙（郑州大学第一附属医院泌尿外科）
　　　　　庄锦涛（中山大学附属第一医院泌尿外科）
　　　　　刘贵华（中山大学附属第六医院生殖医学研究中心）
　　　　　刘闽军（媒体人，健康科普领域资深编辑）
　　　　　刘蔚菁（广州市番禺区何贤纪念医院生殖医学科）
　　　　　孙祥宙（中山大学附属第一医院泌尿外科）
　　　　　杨其运（中山大学附属第一医院泌尿外科）
　　　　　杨锐林（广州市番禺区中心医院泌尿外科）
　　　　　汪富林（中山大学附属第一医院泌尿外科）
　　　　　张亚东（中山大学附属第一医院特需医疗中心）
　　　　　陈圣福（中山大学孙逸仙纪念医院妇科）
　　　　　陈志宏（中山大学附属第一医院泌尿外科）
　　　　　陈通文（珠海市人民医院泌尿外科）
　　　　　陈　鑫（河南省人民医院男科）
　　　　　欧阳斌（广州市第一人民医院男科）
　　　　　易　翔（香港大学深圳医院生殖医学中心）
　　　　　周少虎（广州中医药大学第一附属医院生殖医学科）
　　　　　周明宽（中山大学附属第一医院泌尿外科）
　　　　　郑　涛（郑州大学第一附属医院泌尿外科）
　　　　　赵善超（南方医科大学南方医院泌尿外科）

夏　凯（中山大学附属第一医院泌尿外科）
翁治委（广州中医药大学第一附属医院生殖医学科）
高　勇（中山大学附属第一医院生殖医学中心）
郭海彬（河南省人民医院生殖中心）
涂响安（中山大学附属第一医院泌尿外科）
黄燕平（上海交通大学医学院附属仁济医院男科）
梁中锟（中山大学孙逸仙纪念医院生殖医学中心）
韩大愚（中山大学附属第一医院泌尿外科）
臧志军（中山大学附属第三医院不育与性医学科）
廖勇彬（江门市中心医院泌尿外科）
廖黎黎（佛山市第一人民医院男科）

目录

前言 / 1
全书速览 / 1
  发生性功能障碍的 3 大环节 / 1
  治疗 ED 的 8 张处方 / 1
  ED 提示的 10 个男性健康问题 / 2

PART 1 性功能障碍，障碍出在哪 / 1

① 性器官与性功能 / 3
  从 18 岁到 80 岁，性功能会经历怎样的变化 / 3
  小小"蛋"丸之地，关系男性两大问题 / 5
  前列腺炎，为何让人在床上有苦难言 / 7

② 性欲障碍 / 10
  多久过一次性生活才正常？公式告诉你答案 / 10
  15% 的男人性冷淡！治愈的关键在哪里 / 12
  为何一天到晚总想"啪啪啪" / 15

③ 勃起障碍 / 17
  为什么会发生 ED / 17
  出现器质性 ED，你可能还有其他疾病 / 20
  心理性 ED，很有希望被治愈 / 22
  "微软"男人，如何更"硬"一点点 / 24
  刚结婚就 ED，这到底是怎么了 / 26

常接触这些物质，会影响性功能 / 27
"金枪不倒"：是喜事还是祸事 / 30

♂4 射精障碍 / 33

多数早泄可治愈 / 33
降低阴茎敏感性，可以治疗早泄吗 / 35
性生活时不射精的主要原因有哪些 / 37
逆行射精，让生育遇到了难题 / 39
射精时为何只有痛感没有快感 / 40
血精：除了纵欲过度，还有这些原因 / 42

PART 2　性功能是男性健康的"风向标" / 45

♂1 为何"性"命攸关 / 47

ED，是男性健康问题的"冰山一角" / 47
海外大数据汇总：ED 与心脑血管病的关系 / 50

♂2 男人，从下往上看：小器官预知大健康 / 52

ED 患者为何更易得冠心病 / 52
血压高的人，为何性功能更差 / 54
性功能减退，小心糖尿病尾随 / 56
排尿费劲，性生活也费劲 / 59
老男人的"雄"风去哪了？查查激素就知道 / 61
脑肿瘤变大，性功能变差 / 63
被抑郁症压垮的性功能 / 65
脂肪肝：不仅伤肝，而且败性 / 67
高尿酸，正一步步侵蚀男人的性功能 / 69
长期没有晨勃，要小心 / 71

③ "性"命攸关之下一代：男性不育 / 73
　　合格的"炮手"，才能成就"爸"业 / 73
　　做高龄"孕"父，有心更要有力 / 76

PART 3　改善性功能的处方 / 79

① ED 患者要做哪些检查 / 81
　　ED 患者查血糖、血脂、血压，是多此一举吗 / 81
　　血管内皮，决定了你的勃起能力 / 83
　　真假 ED，晚上做这个试验就可判断 / 84

② 改善性功能的 8 个处方 / 85
　　ED 能不能被彻底治愈 / 85
　　ED 的饮食处方：防治 ED，你该怎么吃 / 88
　　ED 的运动处方：哪种运动对勃起最有好处 / 90
　　ED 的睡眠处方：好睡眠，给阴茎"充电" / 92
　　ED 的心理处方：好女人，就是最好的"伟哥" / 94
　　ED 的药物处方："伟哥"为何能成为"硬"战先锋 / 96
　　ED 的外科处方：假体植入为终极手段 / 100
　　ED 的中医处方：如何辨证治疗阳痿 / 102
　　ED 的干细胞处方："万能"的干细胞，能治疗 ED 吗 / 106

③ 高效就诊 / 109
　　做一名会看病的男科患者 / 109

结语 / 111
　　我们的目标：不仅仅要局部硬，更要全身有活力 / 111
　　性不是奢侈品，应该成为必需品 / 112

参考文献 / 113

前 言

《孔子·礼记》曰:"饮食男女,人之大欲存焉。"《孟子·告子上》云:"食、色,性也。"这些都表达了同一个观点:凡人离不开两件大事——饮食、男女,一个是生存的问题,一个是康乐的问题。

时至今天,科学和医学高度发达,人类仍然不能离开这上面这两件大事,科学和医学的发展也恰恰验证了这个论点。越来越多的医学研究和临床证据表明,男女之欢的"性"不但与人类的整体健康状况密切相关,而且与危害生命最常见、最重要的慢性疾病(如心脑血管疾病、代谢性疾病、精神心理疾病等)的发生发展有着不可分割的关系。更重要的是,对于男人,性功能障碍往往是这些危害生命的慢性重大疾病的早期临床表现和预警信号!换句话说,性功能是男性健康的"风向标"。

一说到健康管理,人们大多联想到高血压、冠心病、糖尿病、癌症等传统慢性疾病。然而,随着医学研究的不断深入,健康观念的不断更新,男性健康管理迅速成为一个新兴的重要领域。

中国有个成语叫"性命攸关",形容事关重大,非常紧要。"性命"一词,如今也被赋予了新的含义,"性"代表男欢女爱,代表繁衍后代;"命"代表生命和健康。从"性"知"命",从性健康见微知著了解全身大健康,冥冥中仿佛自有天意,先人造词时竟有如此先见之明,让"性命攸关"一词在现代绽放出新的光芒,成为男性健康管理的核心和精髓。于是,这本《"性"命攸关》——专家谈男性健康管理的医学健康科普图书便应运而生。全书分三大部分:第一部分谈性,包括各种性功能障碍。第二部分谈性与命的关系,性健康与全身健康千丝万缕的关系。第三部分谈如何治疗和改善性功能障碍,提供治疗原则和解决方案。

勃起功能障碍(erectile dysfunction,ED)是男性最常见的性功能障碍之一,是一种影响身心健康的慢性疾病,不仅影响患者及其伴侣的生活质量,越来越多的循证医学证据显示,ED 是心血管疾病等慢性病的早期症状和危险信号。随着对病因、发病机制的深入研究,发现大多数 ED 患者存在器质性病因。最近的研究发现，相当部分按传统标准诊断为功能性或心理性ED的患者，存在血管内皮功能障碍和一些与代谢相关的分子指标的变化；而血管内皮功能障碍是ED与心脑血管疾病、代谢性疾病等慢性病的共同发病机制。因此，中华医学会男科学分会《勃起功能障碍诊断与治疗指南》及国外的相关指南都强调纠正ED的危险因素、防治其原发疾病（心血管疾病、代谢疾病等慢性病）的重要性。从危险因素、病因和发病机制着手，长期、规律治疗与管理（随访），不但对ED的治疗有益，同时也有助于防治其潜在原发疾病的发生、发展，有益于整体健康，符合慢性病管理原则。

邓春华

2018年9月

全书速览

发生性功能障碍的 3 大环节

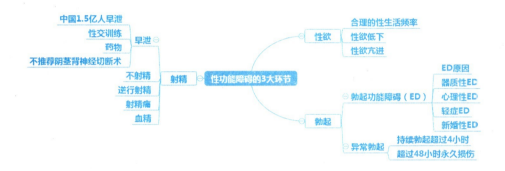

治疗 ED 的 8 张处方

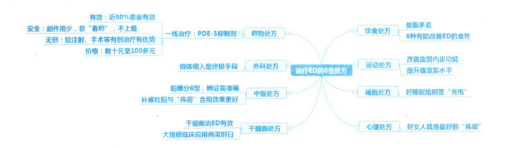

ED 提示的 10 个男性健康问题

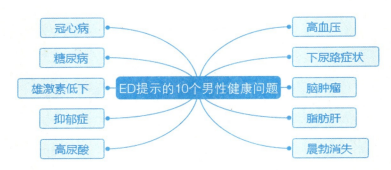

1. 勃起功能障碍（ED）对心血管疾病具有良好的预测价值，可提早 3～5 年预警冠心病的发生。

2. 高血压患者 ED 的发病率为 36%～45%，是血压正常人群的 2～3 倍。ED 是早期高血压的表现症状之一。

3. 糖尿病患者 ED 的发生率是正常人群的 3 倍，高达 75% 的男性糖尿病患者存在 ED，而发病年龄又比正常人群早 10 年，有些糖尿病患者甚至以 ED 为首发症状。

4. 尿常常与性相关。当夜尿多、尿频、尿不尽、排尿费劲等症状频频出现时，性功能受影响率高达 90%。

5. 40% 的男性在 40 岁后会出现睾酮减少，精力、体力和性欲显著下降，对于睾酮明显偏低、症状已对生活造成困扰者，最好接受睾酮补充治疗。

6. 男性患垂体瘤的高发年龄是 30～50 岁，约 32% 的男性垂体瘤患者的首发症状表现为性功能障碍，约 76% 的患者会出现 ED、性欲下降甚至缺乏，以及不育。

7. 抑郁症患者长时间的情绪压抑、内心苦闷，导致夫妻生活次数减少、激情缺失，进而引发性功能障碍，当然主要是心因性 ED。

8. 肝功能异常可导致性功能障碍，终末期肝病会导致 ED 等性功能障碍，影响身体健康和家庭和谐，若不及时治疗，后患无穷。

9. 高尿酸与 ED 有着紧密的联系，可作为 ED 的早期风险因子，及早控制高尿酸不仅可以避免痛风的发生，对预防和减少 ED 的发生也具有重要意义。

10. 如果晨勃消失持续时间在半年以上，或出现日常性生活时勃起困难、勃起硬度欠佳或性生活满意度下降，则需要重视疾病的筛查。

PART 1

性功能障碍，障碍出在哪

1 性器官与性功能

性器官不仅是人类繁衍后代的器官，亦是获得生理愉悦的介质。男人出现性功能障碍，往往意味着性器官出现了老化或疾病。

从18岁到80岁，性功能会经历怎样的变化

黄燕平　上海交通大学医学院附属仁济医院男科

核心提示

> 岁月是男人性功能的"神偷"。所有男人最终都会因为衰老出现性功能的下降，但每个人的下降速度不同。如果衰老同时伴随着慢性疾病，则性功能下降的速度会更快。

年过半百，性功能大不如前

王先生今年50岁，最近发现性生活质量大不如前。王先生说，自己在30岁左右的时候，性欲望很强烈，一周需要过2~3次性生活，而且质量也很高，每次都相当满意。但近一年来，突然就不怎么想过性生活了，即便在妻子的强烈要求下，兴致也不高，需要很强的刺激才能兴奋。有时候好不容易完成了性生活，也都是草草了事，根本体会不到太多的性快感和满足感。久而久之，妻子的意见很大，自己的自信心和自尊心也备受打击。王先生单位体检结果并没有提示有什么太大问题，有一次还特意检查了性激素水平，也都是在正常范围。那究竟是什么"偷"走了王先生的性功能呢？答案是：年龄！

衰老是男性性功能的"神偷"

随着年龄的增长，男性性功能会发生一系列改变，除性欲下降外，阴茎的敏感性降低，阴茎达到勃起的时间延长，勃起更依赖于躯体刺激，心理刺激反应减弱，而且勃起硬度降低，同时伴有性高潮及射精的改变，性快感的强度减弱，射精的力量及精液量减少，性活动的次数也减少。所有男子最终均会经历这些改变，但改变的速度不同，如果衰老同时伴随着糖尿病、高血压等慢性疾病，则性功能衰退的速度会更快。

青春期性成熟后（18岁左右），男性性欲旺盛，常处于性饥渴阶段，在轻微刺激或无性刺激下阴茎就可以勃起，特征是迅速、强硬、高潮后消退慢、不应期极短。

30岁以后男性性欲有所下降，但勃起功能一般正常。

40岁以后性反应由年轻时的集中于生殖器，转为扩散化，延及全身的感觉。随着年龄的增长，体内睾酮等性激素分泌减少，性器官有一些实质改变，需要更强的刺激才能引起性欲兴奋以达到勃起。

50岁以后勃起及射精需要较长时间的刺激。

60岁以后勃起硬度明显不如以前，射精力量及频率均降低，勃起消退快，不应期长。

80岁以后不再有年轻时的多次高潮，但仍有明显的射精感受，可能偶尔经历一次性高潮或多次愉快的勃起。

进入老年期后，人体各个器官的功能开始衰退，且年龄越大达到性高潮的阈值也就越困难。50岁以上的男性不是每次性交都能到达性高潮。男性从60岁起，随着年龄的增长，雄性激素分泌减少，性生理反应发生一定程度的退行性变化，性能力和性交频率下降，性高潮能力也下降，阴茎勃起可以不经射精而松弛，要想再勃起就比较困难。

伴发的慢性病，加重性功能下降

虽然年龄是影响男性性功能的重要因素，但年龄不是导致性功能障碍的必然因素。门诊也经常能遇到七八十岁男性仍然保持良好的性功能状态。其实随着年龄的增长，慢性病因及病理变化也随之而至。男性45岁后可能会因体重增加和睾丸的功能下降，血浆游离睾酮水平随性激素结合球蛋白水平升高而逐渐下降，导致性欲降低和勃起功能障碍。目前的研究表明，血管内皮功能障碍被认为是正常人类衰老的主要表现，这可能是导致与衰老相关的心血管疾病和代谢疾病增加的主要因素。年龄增大将增加代谢综合征发生的概率，而代谢综合征中的高血压、高血脂、高血糖和肥胖都是导致血管功能损害、体内性激素水平降低进而诱发性功能障碍的重要病因。特别是糖尿病后期，不仅阴茎血管功能受损，控制勃起和射精的盆腔神经也将受损，引起勃起功能和射精功能障碍，进一步加重性快感下降和性满意度降低。此外，衰老过程本身也会导致全身动脉粥样硬化，诱发心脑血管疾病和勃起功能障碍。因此，绝大多数因衰老导致的性功能下降，或多或少都存在伴发的慢性疾病，只是性功能下降的程度取决于是否伴发慢性病或者伴发多少种慢性病。

小小"蛋"丸之地，关系男性两大问题

臧志军　中山大学附属第三医院不育与性医学科
周明宽　中山大学附属第一医院泌尿外科

> **核心提示**
>
> 小小的睾丸主要有两大功能：一是生精功能，以繁衍后代；二是产生雄激素睾酮，以维持正常男性性功能（如性欲和勃起）。

小睾丸，大功能

正常男性都有 2 个睾丸，位于阴囊内，可非常容易地被触摸到。成人的每一个睾丸通常重 10～14 g，里面被分割成 200 多个小小的房间，医学上称之为"睾丸小叶"。每个"小房间"里都有 1～4 条细长的小管子，我们称它们为"生精小管"。每条生精小管里存在大量的精子，显而易见，这里是孕育精子的摇篮。生精功能便是睾丸的主要功能之一。

睾丸还有另一个主要的功能——产生雄激素，我们熟悉的睾酮便是雄激素的一种。雄激素的作用可大着呢！它支配着精子的产生，刺激男性生殖器官的健康发育，促进并维持男性第二性征，促进蛋白质的合成，尤其是肌肉蛋白的合成，使男性显得更加雄壮有力。除此之外，雄激素还有一个非常重要的作用，那就是维持男性正常的性欲。因此，有些老年人性欲低下，除了年老体衰的原因，更重要的是体内有效的雄激素含量低了，严重影响了性欲。补充睾酮便成了治疗老年男性性欲低下的最直接的方法之一。当然，这需要在医生的严格指导下来进行，切不可私自用药。

有些性功能障碍是由睾丸问题引起

为什么睾丸对于维持正常男性性功能如性欲和勃起如此重要呢？这是因为，当睾丸发生病变或功能减退时，可影响睾酮的产生，进而影响男性性功能。睾酮的产生还受到下丘脑分泌的促性腺激素释放激素（GnRH）和垂体分泌的黄体生成素（LH）、卵泡刺激素（FSH）的影响，即下丘脑－垂体－性腺轴。因此，性腺功能减退分为原发性性腺功能减退（睾丸源性性腺功能减退）、继发性性腺功能减退（下丘脑－垂体源性性腺功能减退）、下丘脑/垂体和性腺的混合功能障碍引起的男性性腺功能减退（迟发性性腺功能减退症）和雄激素靶器官缺陷导致的男性性腺功能减退症。

睾丸就像一个巨大而精细的生产工厂，其正常运转可产生睾酮以维持一些器官和组织功能及男性性功能。当"工厂"内环境发生变化时，如睾丸下降不全或发生异位睾丸等，睾丸发育不良，"车间"的生产工具不成熟，睾酮的产生会受到影响；当"工厂"的生产工具遭到破坏，如出现睾丸肿瘤、睾丸炎，使用毒品或滥用药物，严重的精索静脉曲张，甚至睾丸扭转等，引起睾丸内结构遭到破坏，会引起睾酮的产生受到影响；当上游"工厂"或"领导"对"工厂"发出错误指令，如药物或毒素等引起GnRH缺乏、垂体瘤、放疗或创伤等引起垂体功能减退等，下丘脑－垂体－性腺轴的破坏使睾酮产生受到影响。

健康的睾丸，为性福生活保驾护航

既然睾丸功能如此重要，那从男婴刚出生一刻起，我们就要关注这小小的睾丸，观察宝宝这两个睾丸是否全部都安安稳稳地待在阴囊里，如果不在，应及时告诉医生，看看是否存在隐睾症。宝宝逐渐长大，家长也要时刻关注孩子睾丸的发育，尤其是到了青春期，假如孩子的睾丸和阴茎仍然没有明显的发育，要及时到医院就诊。婚育期的青年男性要注意尽量避免放射线对睾丸的损伤，因为睾丸内的精原细胞极易受到放射线的损伤而导致不育。男性在50岁以后，有时候会出现睾丸间质细胞功能减退，从而导致体内睾酮水平下降，影响性欲，这类情况在医学上称为"迟发性性腺功能减退"。

睾丸的位置特殊，容易受到外界暴力的损伤而导致睾丸萎缩或者不育，也容易遭受各种微生物的入侵引起炎症反应，有时还可导致睾丸萎缩甚至是不育。有些药物也能降低睾酮，如螺内酯、酮康唑、西咪替丁、美沙酮、洋地黄等，因此，服用上述药物时，应保持警惕，出现性功能下降时应及时与医生沟通。长期酗酒也能降低睾酮，从而抑制性欲。此外，抗肿瘤的化疗药物、杀虫剂和某些重金属都有可能抑制睾丸生精功能，导致不育。慢性肝肾病、严重营养不良、糖尿病都可能损害睾丸功能，从而降低性欲或者导致不育。

小小的睾丸需要我们精心地呵护，才能充分发挥它们的功能，为"性"福生活保驾护航。

前列腺炎，为何让人在床上有苦难言

杨锐林　广州市番禺区中心医院泌尿外科

核心提示

慢性前列腺炎患者，其下腹部、会阴部及大腿内侧常有疼痛或坠胀等不适感。尽管慢性前列腺炎不直接危害性功能和生育能力，但是，有些患者心理压力过大时会出现失眠、健忘、精神抑郁等精神心理障碍表现，可能会通过影响心理情绪导致阳痿、早泄和性欲下降等性功能障碍。

28岁的刘先生惴惴不安地来到门诊，说自己目前有尿频、尿急、射精痛等不适感，曾经有过血精病史，这让他很担忧，不敢过性生活，而且性欲很差，在刺激下阴茎也很难勃起，让他很苦恼。

刘先生患的是前列腺炎合并精囊炎，这是男科门诊的常见病。前列腺炎和精囊炎的症状使患者心理产生恐惧和焦虑，导致出现性欲减退、性功能障碍。前列腺炎和精囊炎也被称为男性附属性腺感染。这次我们就一起来认识它们。

前列腺炎，可通过心理因素影响性功能

男性附属性腺的概念，大众较为陌生，其实指的是男性的附睾、前列腺和精囊腺。它们是男性生殖系统中非常重要的一部分，在解剖上是紧密联系的组织，发生炎症时可以单独发病，也可以同时发病。

前列腺是男性生殖系统最大的附属腺体，每个男性只有1个，它深居于盆腔内，如果不是前列腺得病了，男性一般都感觉不到它的存在。但慢性前列腺炎、前列腺增生或前列腺癌手术等，就会给男性生活带来很多不便。这个独一无二的器官到底有什么生理功能呢？为什么前列腺对男性非常重要？那是因为前列腺参与控制排尿和射精功能，这两个功能是由前列腺的结构和位置决定的，前列腺包绕尿道，与膀胱颈贴近，协同排尿顺利进行。

除了前列腺，男性还有一对与性及生殖功能密切相关的附属性腺——精囊腺。精囊左右各1个，是长椭圆形的囊状器官，在膀胱底的后方通过它的排泄管与输精管壶腹的末端合成射精管，穿过前列腺并开口在尿道前列腺部，和前列腺协同参与排尿和射精活动。精囊的作用除了大家熟知参与男性精子和生育活动过程外，也与性功能有着密切的关系。男性性功能与精囊的饱满度存在一定关系，精囊液达到一定量后，精囊内的压力增高，激发性欲，引起射精，反之，精囊炎或精囊切除后，性功能会受到影响。

慢性前列腺炎患者会感到排尿不适，尿频、尿急，排尿时后尿道有灼热感，有尿不尽感。大便时尿道口流出少许稀薄的乳白色分泌物。下腹部、会阴部、肛门周围及大腿内侧感到疼痛或坠胀不适感，有时阴囊或龟头也会感到疼痛。慢性前列腺炎患者还会出现腰酸、乏力、易疲劳等全身症状，以及失眠、健忘、抑郁等精神心理障碍表现。慢性前列腺炎患者的这些疼痛、不适感和不良情绪，可能会通过心理因素影响性功能，导致出现勃起不坚、早泄、遗精、射精痛等。伴有精囊炎时还会出现血精，即精液呈红色或带有血块，有时可出现射精痛，再加上精神上的恐惧和紧张等原因，可进一步加重性欲减退、性功能障碍等症状。

良好的生活习惯，是预防前列腺炎的关键

（1）不要熬夜晚睡，因为熬夜晚睡会使人的免疫力下降，容易患前列腺炎等炎症。建议在晚上 11 点之前睡觉。

（2）不要纵欲或禁欲过度，提倡规律性生活，建议每周射精 1～2 次，性交或手淫射精都可以。

（3）避免不洁性交，建议性交时要全程戴避孕套。有性病时要规范治疗，因为如果治疗性病不规范和不彻底，也容易引发前列腺炎。

（4）避免连续久坐，久坐会使盆腔和前列腺淤血进而诱发前列腺炎。建议每坐 1 小时就起来走一走、活动一下。

（5）不要抽烟喝酒，少吃辛辣等刺激性食物。

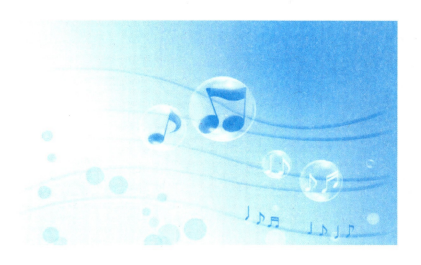

♂ 2 性欲障碍

性欲也被称为性冲动、性兴趣、性骚动，是指在异性刺激作用下对性生活的欲望。性欲有两种表现形式：一是接触欲，是男女双方身体接触之情；二是膨胀缓解欲（排泄欲）。性欲障碍包括性欲低下和性欲亢进。多久过一次性生活才正常？为什么有些人性欲低下，有些人性欲亢进呢？

多久过一次性生活才正常？公式告诉你答案

杨锐林　广州市番禺区中心医院泌尿外科

核心提示

国外学者根据年龄因素对性能力的影响规律做出了一个参考公式。计算时，只要用自己年龄的十位数乘以9，所得乘积的十位数即为一个性爱周期所持续的天数，而个位则为应有的性爱频率。

在男科门诊，经常会碰到因为性生活不和谐而导致夫妻关系不理想的案例。

小王结婚10年了，刚结婚时他就发现自己的性欲不强。后来由于有了孩子和工作压力的增加，他对性生活更不太感兴趣。妻子刚开始还没说什么。结婚纪念日，妻子精心准备了一个浪漫的晚上，但小王表现不佳，双方差点因此发生了口角。现在面对妻子每周的需求，小王仍提不起兴致。在妻子的鼓励下，他来门诊寻求帮忙，想提高夫妻之间的性生活质量，问医生有什么办法。

性欲的唤醒、维持和性技巧

性欲的唤醒来源于心理驱动，任何可以激起男性性欲望的方式，只要是安全的都可以尝试，也就是我们常听说的"前戏"，男女双方都可以主动。但它是一个复杂的过程，受到激素水平、感觉上的刺激、性经验和年龄等多方面因素的影响。美国马斯特和约翰逊将人类的性生活过程分为四期：

第一期是兴奋期，指性欲唤起和发动。男性快速和急剧地达到性兴奋产生阴茎勃起。女性需要从足够的前戏中得到刺激和爱抚，反过来刺激男性勃起，加强了阴道和阴蒂的刺激，二者十分欣快。

第二期是持续期，男性性冲动发动，阴茎勃起较快，随性交动作的节奏很快进入性高潮。女性却不然，她在性欲要求方面是比较含蓄的、缓慢的、深情的。但二者在心理上、生理上都能触动喜悦，预感性高潮即将来临。

第三期是性高潮期，这是性交活动反应的顶峰，也是最美好的时刻。一般来说，男性射精是极为快乐的一瞬间，很难用语言文字表达这一极为美好的性快感。女性在性交过程中也同样获得强烈的一浪接一浪的性快感。

第四期是消退期，男性在性高潮后阴茎充血消退、疲软，一段时间内不会再发生性兴奋。女性在性高潮后，仍沉溺于性高潮带来的美妙、神奇的肉体和心灵融合的状态。

知道了性欲唤醒和性生活的过程，男性可以针对每一期做相应的努力，比如在兴奋期，需要夫妻二人的亲密接触、良好的环境，用心地准备和充分而超出意料的前戏可以很好地助"性"！对性欲低、勃起功能下降的男性，性感集中训练也是一个比较奏效的办法，避免例行公事、一成不变。同时，男性也需要了解女性的性兴奋特点，可以在性交过程中做到有节奏地调节进度，互帮互助，尽量延长性交时间，与女性同步达到性高潮，让女性更充分地体验和享受性高潮的乐趣。男性也要避免忽视女性的感受，射精后切勿转头迅速入睡，可以多陪伴女性谈情说爱，达到双方在性爱上获得肉体和精神上的满足。

性爱的次数因人而异

夫妻性生活多久一次，这也是很多男性关心的问题。一般来讲，性爱的次数因人而异。如果仅仅从生理上说，情到浓时，只要不是勉强的，又没有什么不舒适的感觉，那么就可以过性生活，根本就不必去考虑距离上一次隔了多长时间，但也应该适当地加以节制，不宜过度。

国外学者根据年龄因素对性能力的影响规律做出了一个参考公式，计算时，只要用自己年龄的十位数乘以9，所得乘积的十位数即为一个性爱周期所持续的天数，而个位数则为应有的性爱频率。以30多岁的人为例：他的性爱频率应该是"$3 \times 9 = 27$"，即20天内以过7次性生活为健康，大约每3天1次；40多岁的人的性爱频率应该是"$4 \times 9 = 36$"，即30天内应过6次性生活，大约每5天1次；而50多岁的人为"$5 \times 9 = 45$"，即40天内过5次性生活，大约每8天1次。但性生活毕竟是一个情之所至、很大程度上受激情和体力所左右的事情，不可能按照条条框框的束缚进行，自己的感觉和顺其自然才最重要。

15%的男人性冷淡！治愈的关键在哪里

廖黎黎　佛山市第一人民医院男科

核心提示

改变不良生活方式，有助于预防和缓解性欲低下；保持充足的夜间睡眠是提高性欲的重要方法。

夫妻关系紧张，竟因性欲低下

25岁的刘先生最近心情很低落：结婚已有1年多了，但是近一年来他总是提不起"性"趣，因此，妻子开始不信任他，认为他有外遇了，夫妻关系也开始紧张。他很爱自己的妻子，担心因为这件事情导致婚姻破裂，因此来男科门诊就诊，希望能够找到解决的办法。

在了解病史的过程中发现他们结婚以来性生活不超过10次，为什么这么年轻的夫妇性生活次数这么少？男方提不起"性"趣的原因又是什么？医生详细了解性经历时发现了问题所在：原来双方在性方面很保守，在性方面的知识都比较缺乏，婚后第一次性生活尝试了几次才成功，因而每次过性生活时刘先生心里都很紧张，久而久之，刘先生有点"怕"过性生活，有时1个多月没有性生活也不会有欲望，但是又不好意思跟妻子说这个话题，怕妻子瞧不起他。在完善相关查体及检查，排除器质性病变后，医生告诉刘先生他可能是因为初次性生活不成功在心理留下阴影而又不及时解决导致的性欲低下，这种情况需要男女双方一起配合治疗。

什么原因可导致性欲低下

男性性欲低下是指成年男子持续或反复地对性幻想和性活动不感兴趣，出现与其自身年龄不相符的性欲望和性兴趣淡漠。大多数性欲低下者每月仅有性生活1次或不足1次，但在配偶要求性生活时可完成性生活。

性欲低下是常见的男性性功能障碍之一，在一般人群中的发病率近年来有所增加，据估计约有15%的成年男性患有性欲低下。

精神心理性因素是最常见的引起性欲低下的原因，如初次性生活不成功、害怕达不到对方要求、被对方责怪或者贬低、夫妻间的关系紧张、感情不融洽等。

另外，还有许多器质性病变也可导致性欲低下，如雄激素水平降低、阴茎发育不全、包茎、全身慢性疾病、服用药物（抗高血压药物、抗精神病药物）、不良生活习惯（熬夜、酗酒、吸毒）。因此，对于性欲低下的患者，需要详细了解病史，详细询问患者及其配偶的性生活情况，结合夫妻双方病史中所出现的矛盾情况加以分析，在取得完整病史资料后，再进行查体，特别要注意检查身体发育情况，及第二性征发育情况并做必要的检验（如性激素检查）。

性欲低下可防可治

大部分的性欲低下是由精神心理性因素所引起的，即使在由各种疾病所引起的性欲低下中，也有相当一部分含有心理因素，因此，心理治疗是治疗性欲低下的一种重要的方法。性生活是夫妻双方的事情，治疗需要双方配合才能取到较好的效果。在治疗过程中，女方的理解和支持非常重要；男方也应该学习最基本的性知识，提高自己的性能力和技巧方法。通过双方的真诚沟通，找出适合双方的最满意的性生活方式方法。当双方都能够在正常性生活中体验到愉快和满足后，性欲低下就不药而愈了。

改变不良的生活方式也有助于预防和缓解性欲低下：

（1）保持充足的睡眠。多项研究证实，良好、充分的睡眠是提高性能力的一个主要方法。此外，睡得好了，人体各系统的反应功能也会更加灵敏。当大脑接收到性刺激后，会积极做出反馈。

（2）饮食平衡。健康的饮食习惯会改善血管状况，从而提高向生殖器官供血的能力。此外，均衡的营养能降低男性胆固醇水平，减缓动脉硬化，改善性欲低下的问题。

（3）坚持运动。良好的身体状态是性生活的重要保证，适当的运动可以增强体质，还有利于缓解生活压力，塑造男性的自信心，这对于性欲低下的治疗非常重要，像游泳、慢跑、散步等，都是不错的选择。

（4）戒烟戒酒。嗜烟嗜酒都可能麻痹大脑中枢神经，对各种外界刺激的反应会明显减缓。表现在性生活上，就是对性刺激反应迟钝，或是出现其他性功能障碍，若长期过量酗酒，肝脏及性腺都会受到一定程度的损害，导致男性性欲减退。

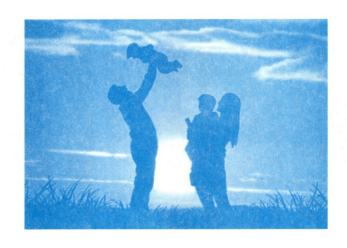

为何一天到晚总想"啪啪啪"

陈通文　珠海市人民医院泌尿外科

> **核心提示**
>
> 任何一种引起血内睾酮水平升高的因素都可引起性欲亢进。故本病的主要病因与内分泌失调有关。

什么是性欲亢进

神情憔悴、痛苦的王太太拉着丈夫王先生来男科门诊，夫妻俩年纪都接近50岁。一进门，王太太就向医生控诉，近一个月来王先生性欲特别强烈，每时每刻都想要进行性爱，希望医生替王先生检查一下，是不是哪里有问题，降低一下性欲。而王先生立刻面红耳赤，烦躁激动地反驳：哪里有什么问题，都好得很，只是性能力比较强。

碰到这样的问题，患者首先要了解什么是正常性欲和性欲亢进。性欲是人类一种本能的欲望。性欲亢进是指以对性生活要求过于强烈为主要特征的一类疾病，患者表现为对性生活有超常兴趣，呈现一种强迫性的需要，不考虑任何条件和环境的约束，不断有性交欲望，出现频繁的性兴奋现象。例如，对性行为迫切要求，性交次数增加，性交时间延长等，否则性欲得不到满足。由于高亢的性欲，患者痛苦不堪，备受折磨，极大地影响了身体健康和人际关系，使其不能正常地生活。王先生不断地要求性交，频率严重超过性爱频率公式所得，且有烦躁激动的表现，影响妻子的日常生活，明显是性欲亢进。

睾酮高是性欲亢进的罪魁祸首

男性的性欲与体内生物可利用睾酮水平有关，睾酮刺激男性附属性腺如精囊腺、前列腺的生理性分泌，积累到一定程度后，男性感到体内有一定的饱胀感，刺激大脑性中枢产生一种与异性强烈的接触欲和排泄欲，所以，任何一种引起血内睾酮水平升高的因素都可引起性欲亢进。故本病的主要病因与内分泌失调有关。另外，人体的性中枢在下丘脑及大脑边缘系统，其本身的病变亦可以导致性欲亢进。还有一些是由于对性知识认识不足而产生疑虑。少部分是由于病理改变而引起的器质性病变，或是由药物性因素引起的病变。上述病例中，王先生既往身体健康，无特殊病史，只是1个月前工作上有些不顺利，心情不好，他的性激素、甲状腺功能、脑磁共振检查结果显示，只是睾酮稍高，其他检查未发现异常，可以排除大脑病变。

如何降服亢进的性欲

出现性欲亢进时，无须胆战心惊，可以适当逐渐减少性刺激，多参加文娱体育活动，将精力应用于工作学习中去，症状严重时到医院就诊。

性欲亢进可应用适当的药物治疗，如选用镇静类的药物，解除患者的性冲动，用安定、眠尔通或氯丙嗪，亦可用性激素疗法，以拮抗其作用，如男性性欲亢进用雌性激素。对器质性病变引起的性欲亢进，可针对器质病变进行治疗。

性欲亢进属中医"淫症""脏躁"的范畴。中医认为火是本病的病理病机。火有虚实之分。虚火多因恣情纵欲、阴精亏虚、虚火上亢而妄动，而致性欲亢进，表现为性欲旺盛、阳事易举、潮热盗汗、心烦少寐、性情急躁等，舌质红，舌苔少或花剥，脉弦而细数；治疗应滋阴降火，方用知柏地黄丸或大补阴丸。实火多因所愿不遂，肝气郁而化火，表现为性欲旺盛，性交或手淫频繁，面色潮红，心烦口苦、口干，或口舌生疮等，舌质红，舌苔黄腻，脉弦数；治疗应清肝泻火，方用龙胆泻肝汤。本例的王先生经检查只有睾酮稍高，是内分泌轻度失调引起，可以看出是肝火导致的性欲亢进，服用龙胆泻肝汤十剂，并接受指导正确对待性爱，清心寡欲，注意加强体育锻炼，平常心对待生活工作。复诊时王太太高兴地说"现在基本正常了"，要求再服五剂中药巩固。

3 勃起障碍

俊美的外表、健硕的身材、殷实的家境是男人俘获女人芳心的"法宝",而最能体现男人征服本能的就是性能力。"更大""更粗""更硬""更久"是每个男人的梦想。阴茎勃起是男人之间永恒的话题。

男人最尴尬的事,莫过于"上面"有想法"下面"没办法,医学上称之为勃起功能障碍(erectile dysfunction),即"ED",也就是我们常说的"阳痿",是指男性不能持续获得和维持足够的阴茎勃起以完成满意的性生活。也就是说,不能持续坚挺勃起是ED,经常中途疲软也是ED。

根据最著名的美国马萨诸塞州男性老龄化研究(MMAS),40~70岁的男性中,约有52%的患有ED。我国学者2004年对北京、重庆、广州的2 226名成年男性(20~86岁)的调查结果显示,勃起功能障碍的总患病率约为28%,其中,40岁以上人群的患病率达40%。

为什么会发生ED

卢振权　香港大学深圳医院泌尿外科

> **核心提示**
>
> 能够影响勃起过程中任意环节的因素都可能导致ED。精神因素、"三高"、烟酒、内分泌因素、药物等均可能导致ED。

阴茎是个神奇的器官,就像孙悟空的金箍棒,需要用时能够长、粗、硬,用罢又能短、细、软。可惜它不像金箍棒那样"如意",勃起并不受主观意志所控制。阴茎内部也不是实心的棍子,更像海绵,因此得名"海绵体"。

海绵体一共有3条，1条尿道海绵体，负责排尿，位置居中靠下，前端膨大形成显眼的阴茎头；2条阴茎海绵体，左右各一，位于阴茎的背侧，前端藏在阴茎头后面，后端扎根于耻骨，是撑起勃起的"台柱子"。

阴茎勃起是极为复杂的生理过程，需要举全身之力方能实现，几乎涉及全身各个系统。首先，美色当前，男性的大脑皮层会兴奋起来。一股股性冲动沿着遍布全身的神经，送到全身每个角落，让呼吸变得急促，心脏跳得更快更有力。就好比汽车切换到运动档，引擎转速提高，随时准备提供充沛的动力。同时，瞳孔开大，鼻翼翕动，仔细捕捉着异性的影像和气息。当冲动达到阴茎时，神经末梢释放出"金箍棒"的魔力——一氧化氮（NO），它能促进细胞产生"勃起因子"cGMP，后者能够放松阴茎海绵体血管，如同打开充气阀门，随着血液源源不断涌入，阴茎海绵体逐渐胀大。胀大的张力催生出更多的 NO 和 cGMP，带来更多血流涌入，最终阴茎就如同吹气球般变得又大又硬，直到完全勃起。不过它的"特技"还不仅如此。其实，阴茎是一个双层的气球，平时"气流"会从两层之间的缝隙漏走，让"气球"软软缩成一团，乖乖地藏于裤中；而当充分勃起时，内外两层会贴合在一起，封闭原本"漏气"的缝隙，血液只进不出，维持着"百分百"的勃起，直到任务完成。

有一身了得的"吹气球"功夫是每个男人的梦想。然而对部分人来说，"随叫随到"的能力却更像是一个传说。需要注意的是，偶尔一两次性生活不给力，并不能称之为 ED。就像再优秀的运动员也有失误的时候，不要因为偶尔失误就产生沉重的心理负担，不然就真要担心患上心理性 ED 了。

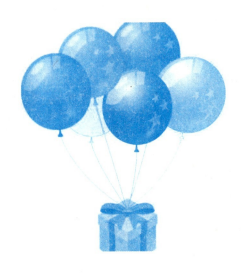

导致ED的4个主要原因

（1）精神心理因素会影响"心动"，而性欲的唤起恰恰是勃起的第一步。当被紧张、焦虑、压力所占据时，身体会像块木头，难有反应。很多男性都有这样感受——越想勃起却越勃起得不好。这是因为，勃起并不是像伸手指一样的随意动作，它需要自然的性兴奋。除了男性自身的精神状况，女伴和环境在其中也扮演着重要的角色。温柔体贴的女伴和隐私舒适的环境能更好地激发男性的本能。反过来，女伴喋喋不休的抱怨和旁边婴儿的哭闹声，则让男士倍感压力而发挥失常。如果不能及时解除心中困扰，心病越积越深，最终会引起心理性ED。

（2）"三高"（高血脂、高血压、高血糖）与烟酒是勃起功能的硬件杀手。目前，学者普遍认为ED与心血管疾病拥有共同的致病因素，如吸烟、酗酒、高血压、高血脂、糖尿病。它们破坏神经传导，让"心动"不能传达到阴茎，也会阻塞"充气管道"引起"充气不足"，还会破坏"气球"两层结构的密闭性引起"漏气"。最终的后果就是，当男性想要"吹气球"时，吹不动、吹不胀、吹不久，也就是ED了。很遗憾的是，这些损害通常难以逆转，唯有及早戒除不良习惯，控制"三高"，才能避免更多的损伤。

（3）内分泌异常让男性变得虚弱。雄激素睾酮就像男性的内功，驱动着性欲和多种身体机能，也维持着男性的性格特征、第二性征、精力以及体力。各种先天或后天性损害睾丸功能的因素，如睾丸发育不全、隐睾、睾丸外伤、放化疗等，都可能引起睾酮分泌减少，损害性功能和性欲，引起ED。

（4）药物是引起ED的另一个因素。多种降压药对勃起功能都有负面作用。研究认为，降压作用减少了阴茎动脉血流，也就是削弱了"充气能力"，从而导致ED。那得了高血压到底要不要吃药呢？我们算笔账，不控制高血压，不仅可能引起ED，还可能导致心脑血管疾病，危及生命；使用药物可能ED，就算影响生活质量，但保护了生命。孰轻孰重，不辩自明。何况就算吃降压药引起ED了，还有"伟哥"来帮忙。

总之，阴茎是每个男人与生俱来的"气球"，只此一个，不可替换。如果想要"吹得好""吹得久""长期能吹"，就要从年轻时就注意保护它，坚持运动，远离伤害它的因素。如果真的"吹不动"，就要尽快去正规的男科就诊。

出现器质性ED，你可能还有其他疾病

陈鑫　河南省人民医院男科

核心提示

我们常把ED分为器质性ED、心理性ED和混合性ED。严重的全身性疾病、各种慢性病、神经系统疾病、生殖系统先天畸形、吸烟、慢性酒精中毒和内分泌系统疾病等，都可以引起器质性ED。

40多岁的李先生近期有些烦心事。他平时爱吃各种美食，又不爱运动，几年下来，体重越来越重，勃起硬度越来越差。特别是近半年，完全交不了"公粮"，太太很不满意。李先生到医院一查，典型的"三高"。男科医生严肃地告诉他："你这是器质性ED，一定要治疗了。"李先生一挠头："ED就是阳痿，这个我懂，器质性ED又是什么？"

我们常把ED分为器质性ED、心理性ED和混合性ED。严重的全身性疾病、各种慢性病、神经系统疾病、生殖系统先天畸形、抽烟、慢性酒精中毒和内分泌系统疾病等，都可以引起器质性ED。

在器质性ED中，最常见也是最重要的一种类型就是血管性ED。动脉粥样硬化性心脑血管疾病、高血压、糖尿病、高脂血症、吸烟等均是血管性ED的病因。它们共同的发病机制就是这些病因早期首先导致血管内皮功能障碍，逐渐发展直至动脉内粥样斑块形成，进而动脉硬化，动脉管腔逐渐狭窄，最终导致动脉供应的器官组织缺血缺氧，发生功能障碍。而当双侧阴部内动脉及其分支发生阻塞，导致阴茎海绵体动脉供血障碍，阴茎因供血不足导致ED的发生。如果我们把血管比作家中的自来水管，脂质斑块比作水管中生的锈，动脉硬化时管腔变窄，ED发生的机制就相当于水龙头内壁锈迹斑斑，长期不清除导致水管径逐渐变小，那么水流当然也是越来越小，最终导致需要灌溉的花草因为缺乏滋养而旱死。血管性ED中还有一种是静脉性ED。糖尿病、阴茎白膜破裂、阴茎硬结症或先天性海绵体发育不全等导致阴茎白膜闭塞功能障碍，这时候阴茎就像一个漏气的气球，虽然能够勃起，但是无法维持勃起并很快疲软。

神经性 ED 常见于中枢神经退行性疾病，如帕金森病、多发性萎缩和多发性硬化、脊柱创伤、脑卒中、脑肿瘤等。而外周神经损伤，如糖尿病并发外周神经损害，前列腺癌根治术、结直肠手术、骨盆手术损伤勃起神经，是导致 ED 的常见原因。发病机制主要是阴茎海绵体组织失去神经支配，长期失用将导致海绵体组织缺血缺氧和纤维化。

解剖因素导致的 ED 常见于阴茎先天性发育畸形，如尿道上裂、尿道下裂导致的阴茎弯曲和发育不良，小阴茎和阴茎硬结症也是常见病因。

内分泌因素中，中老年男性迟发性性腺功能减退症常常会出现 ED 和性欲减退。其他导致器质性 ED 的因素还包括肥胖、垂体瘤导致的高泌乳素血症、甲状腺功能亢进或减退、肾上腺皮质功能亢进或减退等。

有些药物也可导致 ED，如常用的降压药噻嗪类利尿剂，抗抑郁药物舍曲林、多赛平，镇静催眠药物安定，抗雄激素类药物，消遣类药物如可卡因、大麻、美沙酮及合成药物也可导致 ED。

总之，ED 只是男性健康问题的"冰山一角"，是男性健康相关的很多重大疾病如心脑血管疾病的早期阶段，很多患者此时往往是以 ED 作为首发或唯一症状来就诊，因此 ED 完全可以作为男性健康问题的预警信号，成为男性健康的"风向标"。

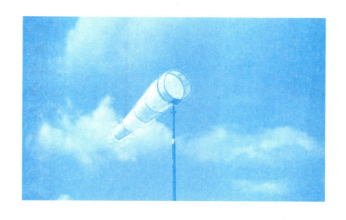

心理性ED，很有希望被治愈

邓春华　中山大学附属第一医院男科

> **核心提示**
>
> 年轻人的ED多以心理性ED为主。性知识缺乏或不健全、性伴侣双方欠默契、生活压力大、过度劳累、过度紧张、抑郁焦虑等均是明显诱因。心理性ED可能被治愈，但如果心理性ED长期得不到重视和治疗，长期的焦虑、紧张等精神压力很可能会使病情加重，并朝着器质性ED的方向演化。

心事，影响了性事

大多在中老年人身上出现的男性勃起功能障碍（ED），如今却时常出现在年轻男性身上。

据了解，这其中的原因，有的与最初的性交失败有关；有些男性极度内向，对自己的行为暴露在女方的视线下会心里发慌；有些男性与女方关系不融洽不协调；有些则是有精神心理创伤，对性生活产生忧虑恐惧……种种原因导致ED。屡战屡败的体验又引起男性的自卑和内疚，越是如此，勃起越发困难，形成恶性循环。

上述这些情况多属于心理性ED。年轻人的ED多以心理性ED为主。性知识缺乏或不健全、性伴侣双方欠默契、生活压力大、过度劳累、过度紧张、抑郁焦虑等均是明显诱因。

夜间勃起试验，测出心理性ED

那么，如何判断是心理性ED还是器质性ED呢？

医生在问诊后，会询问患者自慰、性幻想或观看情色图片视频时是否可勃起，必要时结合夜间勃起试验来判断。

健康男性每晚可有4～6次自发勃起，年轻人的次数更为频繁。为分辨是心理性 ED 还是器质性 ED，可行夜间阴茎勃起功能监测。患者将传感器绑在阴茎上，如果是心理性 ED，夜间阴茎的硬度和直径都会增大，可被仪器监测到；如果是器质性 ED，阴茎动脉供血有问题，在夜间通常是看不到勃起的。当然，随着检测技术的发展，也发现部分患者夜间勃起试验的勃起情况在正常参考值范围，但也有一些其他的功能或器质性病变的证据（如血管内皮功能障碍的证据）。所以，"心理性 ED"的概念也是相对的。

心理性 ED，有可能被治愈

如果测出是心理性 ED，那么恭喜你，这是一种有可能被治愈的 ED。

要治愈心理性 ED，患者应积极地减压、调节心理状态、改善夫妻关系，无疑都是极为重要的。然而，对于屡战屡败的患者来说，他们渴望着一次成功的性生活，让他们重新开始，这难道通过心理调节就能轻易做到吗？

在充分的心理疏导基础上，PDE-5 抑制剂（如"伟哥"）有可能帮助心理性 ED 患者完成一次满意的性生活，这也是他们心中所迫切需要的。在性刺激下，"伟哥"类药物可使阴茎海绵体肌肉松弛，动脉血流入而静脉血停止流出，即可使阴茎变硬勃起。

使用"伟哥"类药物时，可以慢慢减量，直到最后停药，患者无须再依赖药物，便可满意地完成性生活。只要患者从心理的阴影中解脱出来，药物的用量可以越来越少。有些人开玩笑地说甚至舔一舔也有效，这就是所谓的安慰剂效应。

需要提出警告的是，有研究发现，如果心理性 ED 长期得不到重视和治疗，长期的焦虑、紧张等精神压力很可能会使病情加重，并使之朝着器质性 ED 的方向演化。因此，即使是心理性 ED 患者，也应当进行更加全面的排查，及早发现和处理可能潜伏在阳痿背后的器质性原因（如心脑血管疾病、代谢性疾病等慢性病），从整体和系统的角度来重视男性健康，才能真正做到身心健康、整体健康！

"微软"男人，如何更"硬"一点点

邓春华 中山大学附属第一医院男科

> **核心提示**
> 面对摇摇欲坠的性功能，"伟哥"类药物可给"微软"男人一个支点，助他们完成最后的逆袭。

硬度决定满意度

男性的性能力通常在20多岁时达到顶峰，之后会呈现缓慢下降趋势。因此，有人调侃说，男人二十是"奔腾"，三十是"日立"，年过四十便进入"微软"状态。

而这种被戏称为"微软"的状态，实际上是阴茎勃起硬度降低的表现。阴茎不能达到和维持足够的勃起以获得满意的性生活，即ED。对于仅能达到和维持一定的勃起能力，可勉强完成性生活，同时伴有性生活满意度下降者，我们称之为轻症ED。

根据国际勃起功能评分量表，评分17~21分者，或阴茎勃起硬度的分级评分为2~3级硬度者（分别相当于剥了皮的香蕉和未剥皮的香蕉），或前两者兼而有之者，可诊断为轻症ED。此外，轻症ED的诊断步骤还包括血糖、血脂以及睾酮等内分泌及代谢方面的筛查，有条件的还可做血管内皮功能的筛查。

轻症ED有可能被治愈

对于轻症ED，如果早期进行干预，是很有希望治愈的。

研究发现，经过长时间坚持不懈的生活方式调理，如控制饮食、增加运动等，有1/3的肥胖ED患者的勃起功能得到了明显改善。纠正心血管病危险因素的生活方式改变，对于改善患者的勃起功能同样有效。

以往认为，轻症患者单纯给予心理治疗即可，但是目前认识到，心理性ED如果长期不愈，也可通过慢性应激压力，导致器质性ED发生，这种混合性 ED 将增加治疗的难度。因此，此类患者应当心理、行为治疗和药物治疗并重，当自我生活方式调整和心理治疗无效时，应积极早期给予药物干预。PDE-5 抑制剂是 ED 治疗的一线药物。

带你逆袭带你飞

轻症 ED 不仅要针对病因治疗（如改善生活方式，避免危险因素，治疗可能存在的原发病），也要及时改善症状，这样可以去除心理因素，增强患者性生活的自信心，打断以往性生活的恶性循环。通过服用 PDE-5 抑制剂，如枸橼酸西地那非片（万艾可，即"伟哥"）足量按需治疗结合心理辅导，能使此类患者重拾自信，克服不良情绪影响，短期治疗 ED 症状即可改善。而小剂量的 PDE-5 抑制剂长期疗法在改善勃起功能的同时，也可改善血管内皮功能、重构阴茎海绵体。

那么，使用 PDE-5 抑制剂，会不会造成对药物的依赖呢？

ED 患者使用 PDE-5 抑制剂，不存在依赖性。而且不仅没有依赖，更重要的是，由于轻症 ED 的病变较轻，其中一部分患者病情可逆，在纠正病因后完全可以获得康复。但临床上的确存在服用一段时间 PDE-5 抑制剂后，自觉疗效不如从前，其原因可能是原发疾病进展、疾病危险因素持续存在以及对药物疗效高期望值的"心理依赖"等。

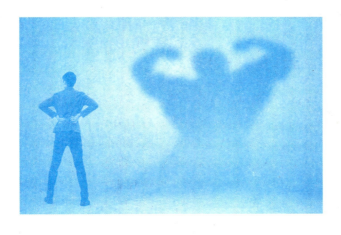

刚结婚就 ED，这到底是怎么了

陈圣福　中山大学孙逸仙纪念医院妇科

核心提示

据调查，有 80% 的新婚夫妇有初次性挫折，我们称之为"新婚性 ED"。这也是婚后第一年离婚最常见的原因之一。

新婚之夜的败仗

经过 3 年的爱情长跑，小夫妻俩终于喜结良缘。结婚之前二人并没有性经验，共同的心愿是要把那一刻留到新婚之夜。洞房花烛夜，恋爱期间憧憬的神秘，在这个夜晚将真实地展露在眼前。

不料，正要进入主题的时候，丈夫"下面"却萎靡不振了。妻子并没有责怪，但是丈夫却觉得很没面子，随后两人尝试了好几次，可每次都是快要进入的时候就软了。想到新婚的疲惫，二人决定以后再尝试。

在接下来的一个月，丈夫为了找回男人的尊严，一连尝试了好几次均没有成功，这下自己慌了。虽说刚开始女方很理解，但慢慢地也有点不耐烦了。每次欲火被点燃，又突然被浇灭。有时丈夫想要，妻子却不太愿意了，就这样来来回回一个多月，两人还没有享受过"春宵一刻值千金"的快乐。

上面的故事，是医生在门诊中经常碰到的一个例子。据调查，有 80% 的新婚夫妇有初次性挫折，我们称之为"新婚性 ED"。究其原因，有三点：①新婚夫妻没有性经验，缺乏对性知识的了解；②新婚之夜，男方体力上的疲惫，加上精神上的紧张、焦虑、兴奋和渴望，造成了"临阵败北"或"一泻千里"的情况；③妻子的不甚理解，加重了丈夫的焦虑，丈夫带着压力想找回男人的雄风，偏偏一连几次都失败了，每一次失败都是对心理的一次沉重打击，于是心理的恶性循环就开始了。

绝大多数是心理因素造成的

新婚性 ED 是婚后第一年离婚最常见的原因之一，遇到这种情况该怎么办？我们必须看到，新郎是有正常勃起的，勃起的硬度也正常，只是在即将进入的时候就变软了。研究表明，绝大多数的新婚性 ED 是由心理因素造成的。

因此，对于新婚性 ED，首先必须解决夫妻双方性知识缺乏和性心理的问题，指导夫妻双方加强对两性知识的学习，包括男女生理结构、男女性生活差异、房事过程和性爱姿势等方面。其次，妻子需要在心理上理解、支持丈夫，在行为上配合丈夫的治疗。对于丈夫来说，要树立信心，性交前可以服用 PDE-5 抑制剂（如"伟哥"），以改善勃起的硬度和持续时间，使夫妻双方感受到性生活的愉悦，通过几次成功的性生活之后，打断之前建立的恶性循环，使丈夫恢复性生活的自信。当然，选择一个浪漫舒适的环境，在双方都有意愿、放松的时刻来进行性生活，也是非常重要的。

常接触这些物质，会影响性功能

陈圣福　中山大学孙逸仙纪念医院妇科

> **核心提示**
>
> 在日常生活中，可引起 ED 的环境污染源包括香烟烟雾、化工原料、重金属、电磁辐射、杀虫剂、除草剂、汽车尾气等。

近年来，随着环境污染的加重和工农业生产中大量化学合成物质的使用，ED 患者的数量在全球呈日益增长的趋势。在日常生活中，可引起 ED 的环境污染源包括香烟烟雾、化工原料、重金属、电磁辐射、杀虫剂、除草剂、汽车尾气等。

影响"性"功能之"杀手名单"

香烟烟雾：香烟烟雾是最常见的环境污染源。南非比勒陀利亚大学研究发现，在 ED 患者中有 93% 的是吸烟者。美国马萨诸塞州的研究人员对老年男性进行的一项调查显示，在家中和工作中均被动吸烟者，其患 ED 的可能性是没有被动吸烟者的 2 倍。

化工原料：如甲基溴化物、石油的衍生产品、二氧化硫等。一项对丹麦奥尔胡斯区木匠联盟中 478 位成员的研究发现，油漆工人的 ED 发病率为 12.3%，而非油漆工人的 ED 发病率仅为 1.4%。比利时的研究人员调查了 116 位生产人造纤维的工人，其 ED 的发病率约为普通人群的 4 倍。

杀虫剂：1997 年，埃及的一项流行病学调查发现，农业生产中广泛使用杀虫剂（如氨基甲酸盐、拟除虫菊酯及有机磷酸酯等）对勃起功能有害。接触杀虫剂的人群的 ED 发病率为 26.9%，而未接触过杀虫剂的人群的 ED 发病率仅为 4.2%，且频繁暴露于杀虫剂者，较偶尔暴露者其勃起功能受损的程度更重。

重金属：一项对 100 例蓄电池车间工作工人的调查发现，有铅暴露的工人中 33% 的有过病态勃起的性生活史，而无铅暴露者其发病率仅为 14%。

电磁辐射：国内一项对 368 位接触微波和高频辐射作业男性工人的流行病学调查结果显示，性功能异常率（包括性欲减退、ED、早泄）随电磁辐射接触时间的延长而升高。而从事电力机车牵引以及雷达作业人员性功能减退发生率也明显高于一般人群。

汽车尾气：一项对出租车司机精液的研究表明，与年龄相近的普通人群相比，出租车司机的精子的畸形率明显偏高，并且随着年龄的增加越明显，出租车司机的性功能也明显低于一般人群。

"杀手"背后的"利器"

香烟烟雾的"撒手锏"：吸烟可引起神经变性及阴茎海绵体血管内皮细胞的损害，降低血管的舒张，减少阴茎的供血、供氧，增加血液黏度，同时减少男性激素的分泌，导致 ED。

化工原料的"撒手锏"：有机溶剂可对神经系统产生短期毒性而引起 ED。

杀虫剂、除草剂的"撒手锏"：这些"环境激素"大多为抗雄激素物质或雌激素类似物，可影响阴茎的平滑肌功能，阻碍勃起反射的神经传导。此外，它们还会影响神经末梢的反应性，削弱与阴茎勃起相关的神经反射。

重金属的"撒手锏"：重金属可作用于包括睾丸在内的性腺器官，破坏睾丸间质细胞，导致雄性激素生成下降，有些重金属还可以产生"女性化"作用。另外，重金属会引起抗氧化能力降低，氧化应激损伤的增加。

电磁辐射的"撒手锏"：电磁辐射导致血清雄激素的水平明显降低，且照射期越长，雄激素降低得越明显，电磁辐射对性中枢及神经内分泌均有干扰作用。

汽车尾气的"撒手锏"：汽车尾气暴露可导致睾丸组织氧化－抗氧化系统的平衡破坏，导致脂质过氧化和蛋白质氧化损伤，雄性激素生成下降，生精功能受损。

脱离环境污染，重拾"性"心

频繁暴露于杀虫剂者较偶尔暴露者，其勃起功能受损的程度更重。暴露于杀虫剂的农民，在脱离危险暴露后，勃起功能可恢复。而长年累月接触甲基溴化物者，在脱离危险暴露后，勃起功能较难自行恢复。因此，对于短时间接触环境污染源的 ED 患者，建议尽早脱离污染环境。对于不得不从事相关职业的人群，建议做好相应的防护措施，尽量将环境影响降至最低。若已经存在相关的职业病，建议到职业病防治医院就诊，必要时可寻求正规医院男科医生的帮助，重拾"性"心。

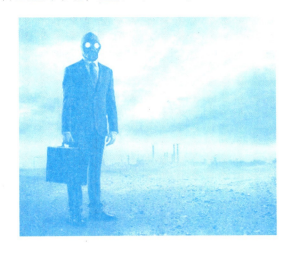

"金枪不倒":是喜事还是祸事

陈鑫 河南省人民医院男科
龙世颖 中山大学附属第一医院泌尿外科

> **核心提示**
>
> 阴茎持续勃起超过6小时,你有可能得了阴茎异常勃起。这是种男科急症,一般越早积极处理,疗效越好,如果延迟就医,比如超过48小时,错过了治疗良机,等阴茎海绵体发生广泛永久的损伤和纤维化,会导致继发性的勃起功能障碍。

45岁的李先生患有高脂血症,听人说高脂血症容易导致"心梗""脑梗"等疾病,所以去小诊所静脉输液了几天"活血化瘀"和"通血管"的药物。晚上和太太亲热,发现状态异常,射精后"小弟弟"依然雄风不减,高昂着头。刚开始李先生还万分惊喜,和太太吹嘘自己是"金枪不倒",比年轻时候还厉害。结果一直到天亮,阴茎持续勃起已经超过10个小时,而且越来越硬,越来越痛,一看还有点发青肿胀。李先生这时才觉得不对劲,虽然害羞,但是阴茎持续胀痛和害怕的心理还是促使他到男科就诊。接诊的陈医生检查后,询问了病史,告诉李先生得的是阴茎异常勃起,需立即治疗,不然会导致勃起功能障碍。李先生大惑不解,心想我阴茎这么硬,怎么还会得ED呢?

陈医生告诉李先生,医学上的阴茎异常勃起是指与性欲和性刺激无关、持续4小时以上的阴茎勃起。而根据阴茎内血流情况又分为低流量型和高流量型,其中,以低流量型阴茎异常勃起较常见。低流量型的特点就是阴茎海绵体内血液滞留,压力增高后导致动脉血流灌注减少甚至完全停止。患者多表现为阴茎坚硬和阴茎疼痛。李先生的这种情况后来经血气分析和彩超证实就是低流量型阴茎异常勃起。还有一种比较少见的是高流量型,主要是由阴茎海绵体动脉损伤后形成了动脉-海绵体瘘引起,患者的阴茎呈持续性部分勃起状态,通常无勃起疼痛或疼痛较轻,危害要低于低流量型。

陈医生还详细告诉李先生,常见的导致阴茎异常勃起的原因主要为血液系统的疾病,比如儿童阴茎异常勃起就常见于镰状细胞贫血,这是因为异形红细胞阻塞了阴茎白膜下的小静脉；慢性粒细胞白血病因为白细胞数目异常增多，引起血液黏稠度增加，也会导致异常勃起。一些抗凝药物、抗抑郁药和抗高血压药也可导致阴茎异常勃起。医生分析他这次发作就可能与所输的抗凝药物藻酸双脂钠有一定关系。阴茎海绵体内药物注射可用于诊断和治疗 ED，其中，海绵体内注射罂粟碱发生阴茎异常勃起的概率最高。一些肿瘤如膀胱癌、前列腺癌、尿道癌和转移性阴茎肿瘤和阴茎异常勃起发生有一定关系，可能的发病机制是肿瘤压迫血管，阻断了阴茎静脉的回流，从而引起了低流量型阴茎异常勃起。极少数脊髓损伤、椎间盘突出、椎管狭窄、盆腔感染的患者也可能并发阴茎异常勃起。目前，仍然有 30%～50% 的低流量型阴茎异常勃起病因不清，称为特发性阴茎异常勃起。而高流量型阴茎异常勃起常见于会阴部或阴茎外伤史，如骑跨伤等导致阴茎海绵体内动脉损伤，与海绵体窦形成异常血管通道，形成海绵体内高灌注率和低流出率是其主因。

李先生入院后进行了包括血液和彩超等一系列检查，被明确诊断为低流量型的阴茎异常勃起，陈医生给予了包括镇静、镇痛和海绵体内注射新福林等拟交感神经药物，但疗效不佳。后来又通过阴茎海绵体内放血、冲洗减压治疗，阴茎有所疲软，但后来又变得坚硬如铁。陈医生郑重告诉李先生，阴茎异常勃起是男科急症，一般来说，缺血性阴茎异常勃起持续 24 小时以上即可发生阴茎海绵体内皮细胞和海绵体窦组织损伤，48 小时以上可发生阴茎海绵体血管栓塞，海绵体组织大面积坏死，最终导致纤维化和继发性 ED，因此，建议李先生及早手术，避免海绵体组织进一步缺血和坏死。李先生了解后决定接受手术，男科医生们及时为李先生进行了阴茎海绵体分流术，术后，李先生坚挺 24 小时的"小弟弟"终于不再亢奋，平静了下来。术后 3 个月，李先生终于又能够重振雄风。

李先生的经历告诉我们，阴茎持续勃起超过 6 小时，不要窃喜，你有可能得了阴茎异常勃起。这是种男科急症，一般越早积极处理，疗效越好，如果延迟就医，比如超过 48 小时，错过了治疗良机，等阴茎海绵体发生广泛永久的损伤和纤维化，导致继发性的 ED，到时候可就追悔莫及了。

【附】国际勃起功能评分表（IIEF-5）

请根据过去 6 个月的性生活实际情况回答以下问题，并计算得分。

问题	0	1	2	3	4	5	得分
1. 对阴茎勃起及维持勃起有多少信心？	—	很低	低	中等	高	很高	
2. 受到性刺激后有多少次阴茎能够坚挺地插入阴道？	无性活动	几乎没有或完全没有	只有几次	有时或大约一半时候	大多数时候	几乎每次或每次	
3. 性交时有多少次能在进入阴道后维持阴茎勃起？	没有尝试性交	几乎没有或完全没有	只有几次	有时或大约一半时候	大多数时候	几乎每次或每次	
4. 性交时保持勃起至性交完毕有多大的困难？	没有尝试性交	非常困难	很困难	有困难	有点困难	不困难	
5. 尝试性交时是否感到满足？	没有尝试性交	几乎没有或完全没有	只有几次	有时或大约一半时候	大多数时候	几乎每次或每次	
IIEF-5 评分：							

注：一般而言，IIEF-5 评分小于 7 分为重度 ED，8～11 分为中度 ED，12～21 分为轻度 ED。

♂ 4 射精障碍

射精是进行性行为时将精液射出的反射性动作，不仅可将精子输送到女性体内以繁衍后代，同时也是男性获得性高潮的关键。然而，早泄、不射精，逆行射精、射精痛和血精等一系列与射精相关的诸多问题，却深深困扰着广大男性。

多数早泄可治愈

邓春华 中山大学附属第一医院男科
高勇　中山大学附属第一医院生殖医学中心

核心提示

在床上，区区几分钟，都让男人分秒必争。通过药物治疗，再配合性交行为训练，可治好多数早泄。

我们认为，理想的性爱持续时间就是想释放时才释放，且男女双方都在性爱中获得了满足感。这就关系到射精控制能力强弱的问题。射精控制能力强，就能在性生活中游刃有余，做到双方都心满意足；射精控制能力较弱，就会导致性生活不和谐。医学上通常认为射精控制能力差导致的从阴茎插入阴道至射精的时间过短并导致性伴侣双方的苦恼，就是早泄。

1/3的中国男性，有早泄

其实，不仅在中国，在整个亚太地区，早泄都是危及男性性健康的极大问题。据《2013亚太区性行为和性满意度调查报告》显示，在中国，每3个成年男人里，就有1个受不同程度的早泄困扰。中国的成年男人总数为

4.6亿，也就是说，在中国有超过1.5亿的早泄患者。虽然早泄极大地影响了两性关系，但是很多人并没有意识到早泄问题的严重性和危害性，只有不足7%的人前去医院就诊，而77%的人都选择不去医院，这无疑只会加重病情。

性交行为训练，必不可少

治疗早泄之前，首先要明白早泄的本质是什么。

早泄其实是一种射精的行为习惯，与肺炎、骨折等器质性疾病有着根本的区别。行为习惯需要行为训练来纠正，因此，性交行为训练是治疗早泄必不可少的方法。

早泄患者需要在专业男科医生的指导下，进行性交行为训练。在进行阴道内性交时，使用动-停结合技术等性技巧，抑制射精冲动，提高对射精时机的控制能力。

早泄患者要通过多次性交行为训练，逐渐熟练运用性技巧，控制自己的射精冲动，延长阴道内性交时间，进而形成习惯，才能从根本上治愈早泄。由此可见，女性伴侣的配合对于治疗早泄也很重要。男性得了早泄一定要及时治疗，不要等到离婚了或分手了，再到医院治疗早泄，从而错失治疗时机。

药物配合性交行为训练，可治好多数早泄

由于性行为频率、学习能力和悟性存在个体差异，很多早泄患者难以单纯地通过性交行为训练治愈早泄。有些重度早泄患者甚至还来不及运用性技巧就已经射精了，或者还没有完成足够的训练次数，女性伴侣就已经提出分手了。因此，药物治疗对于治疗早泄非常重要，但是必须在专业男科医生的指导下使用。选择性5-羟色胺再摄取抑制剂（SSRIs）是治疗早泄的首选药物。研究发现，5-羟色胺是一种神经递质，参与射精的控制，抑制5-羟色胺的再吸收可以延迟男性的射精冲动。例如，盐酸达泊西汀（必利劲）是一种用于治疗早泄适应证的SSRIs类药物，起效快，可以在体内迅速清除，副作用小。性交前1～3小时口服达泊西汀，配合性交行为训练，对各种早泄都有良好疗效。

局部麻醉药物，如利多卡因乳膏，在性交前涂抹在阴茎头表面，可以

降低阴茎敏感性，减弱射精冲动，但是容易引起阴茎头麻木、性快感缺失，长期使用可能导致勃起功能下降，只适用于一部分早泄患者短期使用。

手术治疗早泄，不推荐

选择性阴茎背神经切断术，由于其有效性缺乏大样本的循证医学证据，而且容易导致阴茎感觉减退、疼痛、勃起功能下降甚至丧失，风险远远大于收益，国内外的早泄治疗指南均不推荐使用。

更为严重的是，神经切断后是难以再生的，切断神经容易，而想要使切断的神经完全恢复功能几乎是不可能的。早泄患者必须认识到，阴茎敏感不是引起早泄的主要原因，早泄的主要原因是控制射精的能力差。同时，阴茎的感觉对于男性的性功能非常重要，是主要的性快感来源，也是维持阴茎勃起的重要动力，因此，不要轻易做选择性阴茎背神经切断术。

降低阴茎敏感性，可以治疗早泄吗

邓春华　中山大学附属第一医院男科
高勇　中山大学附属第一医院生殖医学中心

> **核心提示**
>
> 使用脱细胞异体真皮材料行内置生物套手术对于治疗早泄有一定帮助，但是还有待于更多的临床研究来验证，临床医生需要严格把握手术适应证。

小张很苦恼，性交时射精太快，经常不到 1 分钟就射精了。因为对小张的性功能不满意，前任女朋友已跟小张分手了，最近新谈的女朋友也对他的性功能不满意，让他抓紧治疗，不然就分手。之前，小张已经尝试了口服药物、外用药物和性技巧训练等多种治疗早泄的非手术方法，疗效均不佳。有医生建议他采用内置生物套手术来治疗早泄。小张对于是否要做手术很疑惑，因此来到男科门诊咨询。

有一小部分原发性早泄患者，阴茎感觉存在异常敏感的情况，阴茎感觉神经传导到射精控制中枢的信号太强,造成射精阈值过低,使射精潜伏期过短而引起早泄。这些阴茎感觉敏感的早泄患者,采用口服达泊西汀配合性技巧训练的疗效不理想时,就需要尝试减弱阴茎感觉的疗法了。目前,减弱阴茎感觉的疗法主要有外用局部麻醉药物和减弱阴茎感觉的手术。外用局部麻醉药物,如利多卡因乳膏,在阴茎勃起后涂在阴茎表面,可以起到麻醉神经和降低阴茎感觉的作用,但是存在降低性快感、可能导致勃起功能障碍等缺点,而且使用不方便。减弱阴茎感觉的手术主要包括选择性阴茎背神经切断术和内置生物套手术。选择性阴茎背神经切断术是通过切断阴茎背神经来降低阴茎敏感性,但是由于神经切断不可再生,术后容易导致阴茎感觉减退、疼痛、勃起功能下降甚至丧失,风险远远大于收益,国内外的早泄治疗指南均不推荐使用。内置生物套手术是近年来出现的治疗早泄新技术,有文献报道,该方法对于治疗阴茎过于敏感引起的早泄有一定疗效。

什么是内置生物套技术

内置生物套技术的原理是选用脱细胞异体真皮材料（如北京桀亚莱福生物技术有限责任公司生产的脱细胞异体真皮）作为内置生物套,在男性阴茎白膜与阴茎深筋膜之间植入脱细胞异体真皮生物套,使阴茎皮肤和阴茎背神经之间建立一种人为的组织屏障,增加了阴茎背神经上的软组织厚度,起到隔离背神经的作用,可能会降低阴茎的敏感度,使患者在性生活时射精延迟,达到治疗早泄的目的。

脱细胞异体真皮是一种去表皮、脱细胞、有完整基底膜的外观呈乳白色的新型组织工程材料。其特点是无细胞、无细菌、无毒性、无刺激性、对人体无免疫排斥反应、有弹性、质地柔软、不断裂等。脱细胞异体真皮完整地保留了细胞外基质的形态、结构和成分,可诱导具有再生能力的成纤维细胞、血管内皮细胞长入其框架内,同时也完整地保留了界于表皮层与真皮层之间的基底膜,对细胞的生长、分化具有极为重要的作用。脱细胞异体真皮主要成分为胶原,是一种结构非常稳定的惰性物质,有别于脂肪颗粒及自体真皮,它不会被人体吸收。由于其携带人体生物信息,故除了有支持和连接细胞的作用外,还为细胞的生长、代谢提供场所,并对细胞生长、代谢起重要的诱导促进及调节作用,使得组织细胞易于成活,最终使脱细胞异体真皮成为宿主组织的一部分。

目前，脱细胞异体真皮材料已被广泛地应用于烧伤科和整形外科，在男科则主要用于阴茎缺损修补术、先天性小阴茎的增粗术等外生殖器整形手术。近年来有文献报道，使用脱细胞异体真皮材料行内置生物套手术对于治疗早泄有一定帮助，但是还有待于更多的临床研究来验证，临床医生需要严格把握手术适应证。

性生活时不射精的主要原因有哪些

方平　南方医科大学珠江医院泌尿外科

> **核心提示**
>
> 不射精的原因有很多，可能是患者有自慰（手淫）等习惯，导致射精兴奋阈值或者兴奋点改变；或者性知识的缺乏、性心理及认识方面的差异，甚至性取向的原因等；部分不射精患者对射精有错误的认识，误认为射精有碍身体健康，甚至对寿命有影响，性交时故意不射精，久而久之导致不射精。

不射精是指男性在性生活过程中可以达到兴奋，勃起良好，可以进行性交，但是达不到性高潮和快感，不能射出精液。大多数此类患者自慰或其他方式的性行为可以射出精液，却不能在异性伴侣的阴道内获得快感射出精液。

不射精一般分为原发性和继发性。原发性不射精是指未发现导致不射精的器质性疾病。继发性不射精是指发现不射精是继发于某些疾病、药物或外伤等病因。

原发性不射精的原因有很多，可能是患者有自慰（手淫）等习惯，导致射精兴奋阈值或者兴奋点改变；或是性知识的缺乏、性心理及认识方面的差异，甚至性取向的原因等；部分不射精患者对射精有错误的认识，误认为射精有碍身体健康，甚至对寿命有影响，性交时故意不射精，久而久之导致不射精；部分不射精患者则是在性生活中遇到挫折，感受到性生活压力，而出现不射精的症状。

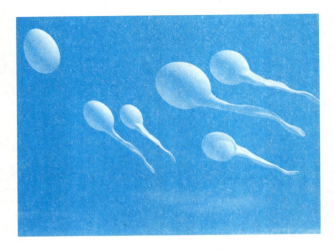

导致继发性不射精的原因包括：①药物因素（如抗高血压药、α-受体拮抗剂类、安定镇静类、抗雄激素类药物）；②相关疾病（如内分泌疾病、糖尿病、神经损伤或疾病、男性泌尿生殖系统疾病）；③外伤导致的解剖异常等。

而性交过于频繁以及老年人由于激素水平或者器官功能水平下降导致每次性交都不是以射精为标志而结束，或者射精无力，精液不是射出而是流出，都不属于不射精。

治疗不射精，首先必须详细询问病史：不射精出现的时间，女性性伴侣的情况，有无其他不利的诱因，口服药物情况，有无尿道、直肠、盆腔、脑科或脊柱手术，排精反射弧是否完整，有无糖尿病等相关疾病，有无逆行射精等。

治疗不射精首先要对患者进行性知识科普、性行为训练等；可以使用左旋多巴等药物促进射精。药物导致的继发性不射精，可以停用或者调整药物；对于包皮疾病、精阜肥大、射精管开口异常、输精管异常的患者，可行相关手术。也可以尝试中药、针灸等传统医学治疗方式。

对于一些生育压力较大的夫妻，可以选择电刺激排精或者睾丸穿刺取精等方法获取精子，再通过人工授精或者试管婴儿等辅助生殖手段解决生育问题。先解决生育问题，稳定家庭和缓解心理压力，再治疗不射精。

逆行射精，让生育遇到了难题

邓春华　中山大学附属第一医院男科

> **核心提示**
>
> 造成逆行射精常见的病因包括糖尿病、长期忍精不射引起的射精功能障碍，如采用体外排精避孕法的男性，还有些人受错误信息"一滴精，十滴血"的误导，经常在手淫时或性交时强忍不射精，久而久之就会导致射精相关的肌肉和器官功能失调，或者罹患前列腺炎，长期如此就有可能发生逆行射精。

有些男性在性高潮射精时，精液不是向前经尿道射出，而是向后射入膀胱，即称为"逆行射精"。

那么，逆行射精是怎样发生的呢？

正常男子在射精时，射出精液的刺激反射性引起膀胱颈关闭和内括约肌收缩，防止精液逆向进入膀胱，从而防止尿液进入尿道。膀胱颈的关闭受交感神经控制。因此，任何干扰膀胱颈的解剖功能或阻断支配的交感神经都可造成精液逆流到膀胱。

造成逆行射精常见的病因包括糖尿病、长期忍精不射引起的射精功能障碍，如采用体外排精避孕法的男性，还有些人受错误信息"一滴精，十滴血"的误导，经常在手淫时或性交时强忍不射精，久而久之就会导致射精相关的肌肉和器官功能失调，或者罹患前列腺炎，长期如此就有可能发生逆行射精。

除此以外，还有下列情况可导致逆行射精：①膀胱、尿道、精阜的慢性炎症造成的不良刺激；②先天性尿道狭窄，可使射精压力加大；③前列腺、膀胱、直肠手术也有可能造成局部神经损伤或功能失调；④长期服用胍乙啶和利血平等降血压药的患者，也有可能因药物影响而发生逆行射精。

为解决困扰逆行射精者的生育问题，目前多采用从射精后的尿液中获取精子行辅助生殖的方法。取精液前数小时，先口服碳酸氢钠溶液碱化尿液，以减少酸性尿液对精子的损伤；通过手淫或性交使男性达到性高潮，有射精感后排尿，收集尿液，离心获取活动精子，再行人工授精或试管婴儿。如果尿液中找不到活动精子，也可以做睾丸穿刺手术获取精子，用显微操作技术将精子注射到卵细胞胞浆内，使卵子受精。

射精时为何只有痛感没有快感

郑涛　郑州大学第一附属医院泌尿外科
吕坤龙　郑州大学第一附属医院泌尿外科

> **核心提示**
>
> 前列腺炎是射精痛最常见的病因。其他可引起射精痛的常见疾病有精囊炎、射精管梗阻、精囊结石、附睾炎、附睾结核、精索炎等。另外，性生活过度频繁或性生活过少也会导致射精痛。

王女士最近因其丈夫抗拒与其同房，怀疑丈夫有了外遇，经过几次争吵，其丈夫李先生终于说出了实情。原来李先生在最近几次性生活中射精时感觉阴茎里刺痛，因担心疼痛发作，李先生几乎没有了过性生活的欲望，最近一次性生活还出现了勃起困难的情况。出于男士的自尊，李先生不乐意将真实情况告知他人，更羞于就医。但随着病情的发展，甚至影响到了家庭的稳定，李先生不得不在妻子的陪同下走进了男科诊室。

射精痛是指男性在射精过程中其阴茎、尿道、睾丸、会阴、下腹或阴囊上方等部位发生的一过性疼痛，可表现为胀痛、刺痛、酸痛或隐痛。男性若经常发生射精痛，就会对性生活产生恐慌或畏惧心理，甚至可导致性欲减退、ED等性功能障碍。

了解射精痛，需从射精机制谈起

正常的射精过程分为泌精和射精两个阶段。

（1）泌精。即前列腺液、精囊液、精子等排入后尿道的过程。性刺激传导入脊髓胸10至腰2交感神经，前列腺、精囊腺等性腺分泌增加，附睾、输精管、精囊腺、前列腺等器官的肌肉收缩，把精液排入前列腺部尿道，此时膀胱颈（尿道内口）和尿道外括约肌关闭，在前列腺部尿道形成一个纺锤状的空间以容纳精液。

（2）射精。指后尿道的精液达一定量后，经尿道外口排出体外的过程。随着前列腺部尿道压力增高，射精感觉临近，在脊髓骶2～4副交感神经和躯体神经支配下，尿道外括约肌松弛，球海绵体肌、坐骨海绵体肌及盆底肌肉收缩，精液排出尿道外口。如果上述部位的任何一部分发生病变，都会引起射精疼痛。引起射精痛的常见病变包括感染、结石、结核、肿瘤等。

射精痛最常见的原因：前列腺炎

慢性前列腺炎是男科和泌尿外科最常见的疾病，50%的男性一生中曾患过前列腺炎。在一组包括163例前列腺炎患者的调查中，有69%的患者在射精前或射精后感觉疼痛。前列腺炎是射精痛最常见的病因。

前列腺炎所致的射精痛常发生于射精前的一刹那并持续到射精之后，疼痛的程度与性活动的剧烈程度和持续时间的长短有关。疼痛部位可位于阴茎、尿道、睾丸、会阴或下腹部等。

其他可引起射精痛的常见疾病有精囊炎、射精管梗阻、精囊结石、附睾炎、附睾结核、精索炎等。另外，性生活过度频繁或性生活过少也会导致射精痛。

大部分患者能够治愈

发现自己有射精痛症状后，不能讳疾忌医，更不能自己胡乱服药，要到正规医院的男科门诊就诊。一些疾病通过简单的体格检查就能确诊，如附睾炎、精索炎等，其他的疾病可能还需要做一些辅助检查帮助诊断，如尿常规、精液常规、精浆生化、阴囊和泌尿系统彩超、经直肠彩超等。这些检查都是无创且价格低廉的项目，但是对诊断的帮助很大。

大部分射精痛患者可通过口服药物治愈。常用的药物有：①抗生素。前列腺炎、精囊炎、附睾炎需要服用抗生素，附睾结核需要服用抗结核药物。②非甾体类抗炎药。非甾体类抗炎药物可减轻局部炎症反应，而且有镇痛作用，有助于改善症状。③中药。在中医辨证后服用具有活血化瘀、清热通淋等作用的中药也有一定的疗效。

对于射精管梗阻、精囊结石和顽固性精囊炎患者，需要行精囊镜手术治疗；对于已经破溃的附睾结核患者，在服用抗结核药物后，可行附睾切除术。

另外，要对性生活有正确的态度。轻度的射精痛，无须禁忌性生活。对于性生活过度频繁或性生活过少导致的射精痛，规律的性生活不仅有利于射精痛的治疗，而且有利于维持正常的性功能。当然，急性炎症期或重度的射精痛需要暂停性生活。

改变不良生活习惯也十分重要，如不久坐、不憋尿、戒烟酒、不吃辛辣刺激性食物，多饮水，适当锻炼。

李先生在男科门诊检查后被确诊为前列腺炎，经药物治疗后射精痛明显缓解，性功能得到明显改善，夫妻感情也恢复如初。

射精痛是一个症状，导致射精痛的疾病大部分是可以治愈的。因此，患了射精痛，不必过分紧张焦虑，及时就医，密切配合治疗，保持良好的生活习惯，大部分患者能治愈。

血精：除了纵欲过度，还有这些原因

梁中锟　中山大学孙逸仙纪念医院生殖医学中心

---核心提示---

血精大部分是精囊炎引起的，是良性自限性疾病，无严重危害，通过药物治疗可治愈。对功能性血精、特发性血精和医源性血精，以止血、暂停性交、预防感染等对症治疗为主，部分患者常能自愈。当可疑尿道、膀胱、射精管、精囊病变引起血精时，可以行膀胱尿道镜、输尿管镜或精囊镜检查。

一对年轻夫妻看门诊的时候欲言又止，在医生的多次鼓励下，终于鼓起勇气说出了他们的苦恼。原来这对夫妻刚结婚2个月，丈夫就被公司派到国外出差半年，回来后憋了许久的年轻夫妻充分感受到小别胜新婚的激情与欢愉，天天在一起，有时一天就性交2～3次。到了第7天，丈夫发现射出来的精液竟然是红色的。夫妻俩大惊失色，又羞于启齿，他们上网查了一下，初步判断这可能是血精。当看到引起血精的原因之一是肿瘤时，就更加担心了，于是鼓起勇气来就诊。

血精的定义及原因

为了缓解这对年轻夫妻的紧张和焦虑，我开始耐心地为他们讲解什么是血精，以及引起血精的常见原因。血精，其实就是指精液中存在着血液。血液量很少的话，肉眼是看不到的，仅在显微镜下可以看到有较多的红细胞；血液量较多时，精液可呈现一些血丝；血液量更多时，精液呈红色，甚至有血块。血精以射精时精液中有血为主要症状，可伴有射精痛、性欲减退、早泄、会阴疼痛不适、排精后初始或终末血尿、膀胱刺激症状等。血精是怎么发生的呢？根据病因，血精可分器质性、功能性和突发性血精三类。

器质性血精的原因：①感染。精囊炎是血精的最常见病因，有时还伴发尿道、前列腺及附睾等器官的炎症；还可能是特异性感染，如精囊结核。熬夜和酗酒等不良生活习惯会损害免疫力，是诱发精囊炎的常见原因。②结石，如前列腺的结石或精囊腺中的结石。③解剖异常，如苗勒囊肿，常伴有血管畸形。④肿瘤，包括良性肿瘤或者恶性肿瘤，如前列腺癌。⑤创伤，如会阴部的损伤、前列腺穿刺后等。⑥精囊腺的淀粉样变及肝硬化等。

功能性血精的原因：性交过频或禁欲过久，经常性的性交中断。

突发性血精的原因：可能由精道的微小损伤引起。

根据出现血精的情况、血精的性质、血精伴随的其他症状、既往有无尿路感染史、结核史、创伤史及出血性疾病等，医生会安排相关的检查，包括精液分析、尿液分析等检测。精液检查常显示红细胞阳性、白细胞明显增高。超过40岁者还应检查血清前列腺特异抗原（PSA）。此外，血常规、肝功能、肾功能、凝血时间和电解质的检查，可以排除慢性病和出血性体质引起的血精。在影像学检查方面，经直肠超声测定是检查血精病因的首选方法，并可同时在其导引下对精囊穿刺抽吸、活检或对前列腺做穿刺活检以进一步明确出血的病因。磁共振（MRI）检查能够直接显示精囊或前列腺出血。

血精的影响及处理

　　这对夫妻了解了血精的原因之后，就没有那么紧张了，继续追问要如何处理。血精的出现，往往引起患者的紧张和焦虑。其实血精多是良性自限性疾病，仅需药物治疗，无严重危害。对于该患者，建议服用抗生素治疗精囊炎，调整性交频率为每周性交1次，晚上早睡觉以提高免疫力。

　　对功能性血精、特发性血精和医源性血精，以止血、暂停性交、预防感染等对症治疗为主，部分患者常能自愈。当可疑尿道、膀胱、射精管、精囊病变引起血精时，可以行膀胱尿道镜、输尿管镜或精囊镜检查。

　　由于该夫妻尚未生育，特别提出血精对精液是否有影响的问题。一般来说，轻度血精是不影响精液质量的，严重的血精则会影响精液的理化性质，影响精子的运动，特别是感染性血精，能严重影响精液质量，甚至造成不育。

血精的预防

　　知道了血精的原因和治疗方法后，年轻妻子终于松了一口气，在表示感谢之后，追问我要如何进行预防。丈夫接过话头问，是不是不宜过频过激烈的性生活？我点点头表示肯定，性生活适度最好，过频不好，禁欲时间过长也可能诱发炎症引起血精。另外，血精发作时要禁忌饮酒和进食辛辣刺激性食物，不要长距离骑车，以免造成病情反复。

　　综上所述，血精重在预防，发现血精也不必过于惊慌，尽快就诊处理以明确病因，及时处理，即可避免严重后果的发生。

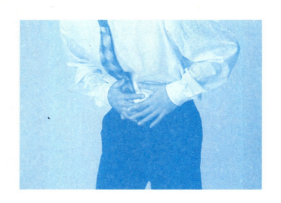

PART 2

性功能是男性健康的"风向标"

1 为何"性"命攸关

"性"代表男欢女爱,代表繁衍后代;"命"代表生命和健康。性生活障碍的背后,往往隐藏着很多可影响生存质量的重大疾病,从"性"知"命",从性健康可了解全身健康,让"性命攸关"成为男性健康管理的核心和精髓。

ED,是男性健康问题的"冰山一角"

邓春华　中山大学附属第一医院男科

> **核心提示**
>
> 有人说,ED是男人的不幸,这话没错!也有人说,ED是男人不幸之中的"万幸",这也没错!通过ED,可以提前看到更为严重的健康问题。

ED不仅是局部问题,还关系男性全身健康

很多患者觉得ED难以启齿,或者简单地认为吃些"伟哥"就解决问题了,其实真相并没有那么简单。

37岁的物流公司老板找医生看病,什么也不说,只让医生给他开两片"伟哥",完了转身就准备走。后来在医生的再三建议下,他才去做了相关检查。不查不知道,一查吓一跳:检查结果血糖竟然达18.3 mmol/L!"搞错了吧。"他很吃惊。第二天复查,结果是22.1 mmol/L,比第一天还高。开始因为ED来看病,后来却发现是严重糖尿病,最后他只好乖乖地去内分泌科住院治疗糖尿病。

所以,ED不仅是局部问题,其实反映了全身的健康状况。男性阴茎由

血管组成,随着年龄增长,在内外环境的影响下,血管组织会自然老化,但不良生活方式、精神压力、不良情绪、疾病等因素会加速这一老化过程。像上面提到的这个患者,其 ED 背后潜藏着更严重的疾病——糖尿病。ED 是糖尿病造成血管神经损害的表现,经常作为糖尿病最早的临床表现之一。糖尿病并发症还包括视网膜脱落、肾功能衰竭等。

中老年男性的三大血管危机

男人步入中年,各种危机接踵而来。他们将面临三大血管危机,即脑血管、心脏血管和阴茎海绵体血管将开始出现问题。

中年危机的根源来自血管。试想,一片农田如果失去了水流的灌溉,无疑将丧失生机。人体器官亦是如此,如果血管出现了病变,相关器官的各种问题就将接踵而来。随着年龄的增长及其他内外因素的变化,当累积到一定程度时,心脏、大脑、肾脏、眼睛等器官会陆续出现问题,从而发生心肌梗死、中风、肾功能衰竭、糖尿病等严重疾病。

所幸的是,男性拥有一个非常好的健康预警指标。当血管刚刚开始部分受损时,阴茎勃起功能就会有所表现。从这个角度来说,勃起功能是男性健康的"风向标"!

也就是说,当勃起功能出现问题时,诸如心脑血管等各种问题将尾随而来。ED 仅仅是男性健康问题的"冰山一角",很多潜在的问题应当引起我们的警惕。当阴茎的预警信号出现时,我们就该采取应对措施,这不仅对男性健康和家庭幸福有益,同时也将男性的大健康防线往前移。

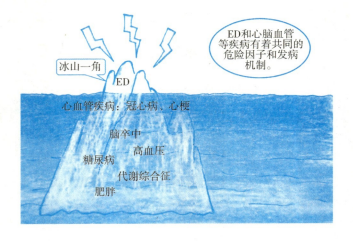

以 ED 为线索，顺藤摸瓜发现其他慢性病

与身体其他的供血血管相比，阴茎的血管较为细小。心脏和脑的大血管由于代偿功能强，一般较晚出现症状；而阴茎血管细小，使得血管堵塞的症状往往首先在阴茎的勃起功能上体现。另外，心脑血管等大血管疾病的症状出现在血管供血的失代偿期；而 ED 则出现于其血管病变的最早期，一旦勃起功能轻微减退（如勃起硬度下降、持续时间缩短），就很容易被患者或其家人察觉，这就是我们所说的轻症 ED。从出现 ED，到发展为心脏、大脑等血管病变，平均需要 53.4 个月。很多证据显示，血管堵塞和病变的程度与 ED 的程度是成正比的。

以 ED 为线索，可顺藤摸瓜，找出身体内的其他慢性病变（如糖尿病、心脑血管疾病等代谢性疾病）。看到这里，大家就不难明白为何男科医生会要求患者查血糖、血脂、血管内皮功能了。

常言道："失之东隅，收之桑榆。"所以，从某种角度上说，ED 并不完全是坏事，性功能衰退的同时，它却让隐藏在背后的"大老虎"们提前浮出水面。这些"大老虎"便是高血脂、糖尿病、冠心病等，一个个都是足以致残致死的慢性病。

ED 表面上看是男性局部健康问题，但从深层次看，它背后藏着的是全身健康的大问题，包括心脑血管疾病、内分泌以及精神心理方面的问题。因此，在诊治管理时可借鉴中医整体的理念，注重对全身健康问题的洞察、诊断、治疗和管理。

ED 患者应当首选到公立医院泌尿外科或男科就诊，切不可在家盲目壮阳补肾，而把隐藏的心血管问题给忽略了。通过及早就诊 ED，也能早发现糖尿病等疾病，不至于使这些大病越来越重。

正因为 ED 的发生与生活方式关系密切，ED 患者早期可进行生活方式的改善，如保证充足的睡眠、增加运动、注意饮食、放松心情、避免吸烟。经过一段时间的生活方式调整后，如果效果仍不理想，可在医生指导下服用PDE-5 抑制剂，如枸橼酸西地那非片（万艾可）或他达拉非片（希爱力），对勃起硬度和性满意度有非常大的帮助。

另外，小剂量长期使用 PDE-5 抑制剂，有改善血管内皮功能的作用，在改善勃起的同时，可促进全身血管的健康，标本兼治，不仅治疗了男科病，也同时治疗了影响全身健康的疾病。

海外大数据汇总：ED与心脑血管病的关系

杨其运　中山大学附属第一医院泌尿外科
冯鑫　中山大学附属第一医院泌尿外科

> **核心提示**
>
> 大数据研究的结果提示，ED与心脑血管疾病的发生具有明确的相关性。对于有心脑血管疾病危险因素的患者，ED要早于心脑血管事件的发生，并能预测心脑血管事件的发生。因此，当中老年男性出现ED的症状时就应注意排查是否存在其他心脑血管疾病的危险因素，并及早干预，防患于未然。

男性勃起功能的主要器官——阴茎海绵体，是全身心脑血管系统的末梢器官之一，阴茎中分布着大量的血管组织，如果计算组织内的血管单位面积或者单位重量，阴茎海绵体应该是人体里血管组织最丰富的器官。所以，ED从解剖角度来看，实际上就是阴茎的血管病变。ED与心脑血管疾病具有共同的危险因素，包括肥胖、高血压、代谢综合征、糖尿病和吸烟等。二者也有着共同的潜在病理机制，包括内皮功能障碍、炎症和动脉粥样硬化。虽然阴茎分布的血管比例大，但是供应海绵体的血管却非常细，其内径不及心脏冠状动脉血管内径的一半。所以，当全身血管发生病变时，ED往往会早于其他心脑血管疾病症状的出现。

国外已经有很多临床研究证实了ED与心脑血管之间存在相关性。例如，2005年，在国际顶级临床医学杂志JAMA上发表的一项临床研究：来自美国德克萨斯大学的研究者利用一个预防前列腺癌临床试验的数据，随访了其中服用安慰剂的9 457名年龄大于或等于55岁的中老年男性长达10年（1994—2003年），结果显示有2 420名在入组时并无ED和心脑血管疾病的男性在随访5年后出现了ED，并且通过数学模型计算发现ED与后续发生心脑血管事件具有显著的相关性，因此研究结论提示，ED是某些男性发生心血管临床事件的先兆，当男性出现ED时需要调查及干预其可能存在的心血管危险因素。

在另一个大人群的随访研究中,来自香港中文大学的研究者随访了 2 306 名 2 型糖尿病男性患者,其中,有 26.7% 的患者在随访开始时就已出现 ED,研究发现,这些合并 ED 的患者在随后发生心血管事件的风险要显著高于无 ED 的患者,并且发现 ED 是 2 型糖尿病男性发生心血管事件的独立预测因素。因此,当 2 型糖尿病患者尚未并发有临床症状的心血管疾病时,ED 的出现对预测其后续发生心血管事件具有重要意义。

最新发表在 Circulation 杂志上的一项研究结果显示,来自美国约翰霍普金斯大学医学院的研究者利用"多种族动脉硬化研究"项目中的数据,探索了利用参与者自报的 ED 来预测冠心病(CHD)和心血管疾病(CVD)发病率的准确性。该研究共纳入了 1 914 名男性的数据,并对其中 1 757 名参与者进行了为期 3.8 年的随访。研究人员发现,45.8% 的参与者有 ED 症状,而这些患者更可能患糖尿病,更可能具有 CHD 家族史,也更可能使用 β 受体阻滞剂、抗高血压、降血脂以及抗抑郁的药物。在随访期间发生了 40 例严重的 CHD 和 75 例严重的 CVD 事件,其中有 ED 症状患者的发生率显著高于无 ED 症状的患者(CHD:3.4% vs 1.4%;CVD:6.3% vs 2.6%)。在校正模型中,ED 仍然是严重 CVD 事件的显著预测因子,但与 CHD 之间并无显著关系。因此,研究者最后提出"我们的发现进一步证明 ED 和 CVD 发病率之间存在独立相关的联系",这将对临床上 CVD 的风险管理有重要影响。

这些大数据的结果都提示了 ED 与心脑血管疾病的发生具有明确的相关性。对于有心脑血管疾病危险因素的患者,ED 要早于心脑血管事件的发生,并能预测心脑血管事件的发生。因此,当中老年男性出现 ED 的症状时就应注意排查是否存在其他心脑血管疾病的危险因素,并及早干预,防范于未然。

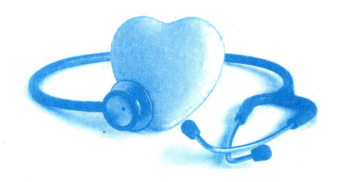

2 男人，从下往上看：小器官预知大健康

男人"下面"的问题，往往不是单纯的局部问题。当我们从"下"往上看，可以发现很多关系到男性健康的大问题与ED息息相关。研究发现，ED与心脑血管疾病、糖尿病、抑郁症等大问题关系密切。阴茎虽为小器官，却能预知大健康。

ED患者为何更易得冠心病

陈鑫　河南省人民医院男科
邓春华　中山大学附属第一医院男科

> **核心提示**
> 血管性ED对于心血管疾病具有良好的预测价值，可提早3～5年预警冠心病的发生。

ED，有时要查血管

42岁的李先生平时经常抽烟喝酒，饭局应酬不断。妻子温柔善良，女儿活泼可爱，而且家庭和睦，李先生对自己的生活现状很满意。但是近半年来，与妻子房事的时候，他总感觉力不从心，经常出现勃起不坚甚至不能勃起。虽然妻子很理解，总是安慰他，但是李先生面对贤惠的妻子，心里的内疚反而更加强烈，所以就去了男科门诊。

有经验的医生不仅给开了药，还让他进行常规体检，并抽血做了血糖、血脂等生化检查项目。李先生刚开始还很奇怪，结果一出来他大吃一惊，原来他还患有高血压、高血脂。一项特殊的B超检查——肱动脉血流介导的血管舒张功能（FMD）也发现，他的血管内皮功能已经出现了明显的损害。

小器官反映大问题

李先生的问题在泌尿男科门诊比较常见。ED 是中老年男性的一种常见疾病，它与其他常见的慢性疾病如心血管疾病、高血压、糖尿病、迟发性腺功能减退常合并发生。随着生活水平的改善，越来越多的现代人因为缺乏运动和饮食摄入能量过多而患上了所谓的"富贵病"，如冠心病、肥胖、高血压、高血脂等。

根据国外的一项研究，这些因素都可以导致动脉血管粥样硬化。供应心脏血供的冠状动脉管径远大于供应阴茎血供的海绵体动脉，同时，由于阴茎勃起所需的特殊血流动力学效应，ED 的发生一般早于冠心病。血管性 ED 对于心血管疾病具有良好的预测价值，一般来说，早于冠心病发病 3～5 年。

"防患于未然"才是解决之道

在医生的指导下，李先生进行了口服药物治疗，同时，他戒烟戒酒、严格控制饮食，并进行了积极的有氧运动。坚持半年后，他的体重减轻了，而且惊喜地发现自己的勃起功能逐渐恢复了，妻子的脸上也重新洋溢起幸福的笑容。在工作中，李先生也觉得精力充沛，游刃有余。

李先生的经历给了我们很好的启示。中国传统医学家扁鹊认为：防患于未然，治病于病前。这是我国传统医学的智慧结晶。他"治未病"的思想鲜明地体现在大家耳熟能详的《扁鹊见齐桓公》中，即使是现代，也依然是我们治疗疾病的基本准则之一。

很多中老年朋友存在健康误区，以为"年纪大了，阴茎勃起困难，也没年轻时候硬度好了，这是很正常的生理现象"，但这只是"冰山一角"，勃起功能下降后面隐藏的可能是冠心病、高血压、糖尿病、代谢综合征等严重威胁生命的重大疾病。所以，当中老年朋友出现勃起功能下降时，千万不要掉以轻心，应该克服害羞心理，积极就医。进行全面检查和积极的治疗，才是真正的解决之道。

血压高的人，为何性功能更差

臧志军　中山大学附属第三医院不育与性医学科

> **核心提示**
>
> 高血压患者的 ED 发病率远高于正常血压人群。流行病学研究表明，高血压人群 ED 的发病率为 36%～45%，是血压正常人群的 2～3 倍。目前医学研究表明，ED 是早期高血压的表现症状之一。

由 ED 查出来的高血压

老王今年 50 多岁，与妻子一起在广州打工多年，最近半年来，阴茎的勃起硬度越来越差了，现在很难完成性生活了，给夫妻关系蒙上了一层阴影，老王的心理压力越来越大。犹豫再三，他来到了男科门诊。经过询问，老王表示以前没有什么其他的病，就是近 1 年来平时比较容易累，稍微累一些就会有点头痛，休息一下就缓解了。他以为是年纪大了的缘故，没有引起注意。医生对他进行了常规的检查，并且让他做了目前临床诊断 ED 的最客观的检查——夜间阴茎胀大试验。结果显示，他的阴茎勃起功能确实出了问题。同时，血压检查结果显示 155/95 mmHg。后经内科医生诊断，确诊为轻度高血压。

高血压是 ED 常见的原因

原发性高血压能够引起多个脏器如心、脑、肾的病变，最终导致这些器官的功能衰竭，这是目前引起心血管疾病死亡的重要原因之一。因此，早期发现高血压意义重大。高血压患者的 ED 发病率远高于正常血压人群。流行病学研究表明，高血压人群 ED 的发病率为 36%～45%，是血压正常人群的 2～3 倍。目前医学研究表明，ED 是早期高血压的表现症状之一。中老年 ED 患者不可忽视血压的变化。当今患者对生活质量的需求日益提高，同时妥善处理 ED 与高血压已成为临床医生迫在眉睫的问题。

高血压合并 ED 的患者该如何用药

高血压合并 ED 的患者，其临床治疗主要分两个部分：控制血压和改善阴茎勃起功能。如上所述，高血压可以直接引起 ED，而抗高血压的药物同样可以影响阴茎勃起功能。目前常用的抗高血压药物种类繁多，大致包括利尿剂、β 受体阻滞剂、钙通道拮抗剂、血管紧张素转化酶抑制剂、血管紧张素 Ⅱ 受体拮抗剂、α 肾上腺素能受体拮抗剂、硝酸酯类药物等。其中，利尿剂能够降低全身血容量，影响阴茎的充血，从而抑制阴茎勃起功能，因此，ED 患者应该慎用该类药物，常见的有双氢克尿噻、利尿酸、螺内酯等。以往常用的 β 受体阻滞剂能够影响阴茎海绵体舒张功能从而导致 ED，但是第三代 $β_1$ 受体阻滞剂却能够通过增加海绵体的 NO 含量而改善 ED。因此，合并高血压的 ED 患者建议选择第三代 $β_1$ 受体阻滞剂，以降低 ED 的风险。钙通道拮抗剂通常被认为对阴茎勃起功能没有明显的不良影响。血管紧张素转化酶抑制剂、血管紧张素 Ⅱ 受体拮抗剂、α 肾上腺素能受体拮抗剂三种甚至被认为能够在降血压的同时，在一定程度上改善阴茎勃起功能，因此是高血压合并 ED 患者不错的选择。硝酸酯类药物可以治疗和预防心绞痛，应用十分普遍，但是该类药物能够与 PDE-5 抑制剂产生协同作用，迅速降低血压，从而发生危险，因此，一定要避免这些药物同时使用。

随着社会经济的发展，人们的日子越过越好，对健康生活的要求也越来越高。中老年男性出现 ED 的表现切不可掉以轻心，应该积极配合全身的检查，争取早期发现心血管疾病，并及时处理，使治疗效果最大化。

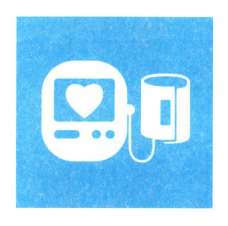

性功能减退，小心糖尿病尾随

陈鑫　河南省人民医院男科
邓春华　中山大学附属第一医院男科
陈圣福　中山大学孙逸仙纪念医院妇科

> **核心提示**
>
> 糖尿病患者 ED 的发生率是正常人群的 3 倍，高达 75% 的男性糖尿病患者存在 ED，而发病年龄又比正常人群早 10 年，有些糖尿病患者甚至以 ED 为首发症状。ED 是重要的预警信号，有助于糖尿病的早期诊断和干预。

由 ED 查出糖尿病

34 岁的王先生最近苦恼不堪：他刚结婚 2 年，但是近期和妻子过性生活的时候总觉得"下面"硬度不够，射精时快感也下降了。往往工作稍有劳累，房事可能就不能成功。他觉得性欲也明显不如以前了。和几个知心的朋友诉苦，朋友给了他几片"伟哥"，吃了效果也不是很理想。他很担心，带着这些问题走进了医院的男科门诊。

在医生的仔细询问和检查下，王先生的问题逐渐浮出水面：王先生的父亲有糖尿病，王先生自己 20 多岁体检时也发现血糖偏高，因为一直没有症状，也没在意。目前，他体重超标，运动少，每天至少要抽 1 包烟。血糖检查发现，空腹血糖 13.2 mmol/L，尿糖（＋＋）。医生告诉王先生，他患的是糖尿病性 ED。若继续发展，后果严重，最后可能会因为糖尿病的并发症，而导致失明、肾衰竭、糖尿病足截肢的风险，王先生这才意识到问题的严重性。

有些糖尿病，以 ED 为首发症状

一项调查显示：2000—2030 年，糖尿病的发病率将由 2.8% 增长至

4.4%，全球糖尿病患者将由1.71亿人增长至3.66亿人，糖尿病对人类健康造成了严重危害。随着生活水平的提高，糖尿病在中国的发病率也不断提高，未来中国将是世界上糖尿病发病率最高的地区之一。

很多病程在多年以上的糖尿病患者，往往已经很久没有满意的性生活了。在门诊中，医生了解病情时，往往会问及糖友们的性功能，这让他们在感到尴尬的同时，也感到不解：我得的是糖尿病，医生怎么会问及性功能呢？糖尿病与性功能之间到底有什么关系？

糖尿病患者ED的发生率是正常人群的3倍，高达75%的糖尿病患者存在ED，而发病年龄又比正常人群早10年，有些糖尿病患者甚至以勃起功能障碍为首发症状。

糖尿病所产生的代谢紊乱，会不断损害勃起神经和供应阴茎的血管而造成ED。当然，晚期的糖尿病患者还可能出现睾丸萎缩，影响雄性激素的合成。在高血糖的影响下，神经纤维发生障碍，感受的"信息"和行动的"指令"不能上通下达。当病变影响有关的勃起神经时，ED便不可避免地发生了。有些患者是因为糖尿病累及阴茎海绵体的小血管，使阴茎像一个无法充气的皮球，从而导致ED。高血糖及其代谢产物也会损害睾丸的血管及神经，使得雄性激素的合成下降。也有部分是由药物或心理因素引起的，而事实上，更多的患者是多种因素共同作用的结果，尤其是病史在10年以上的糖尿病患者居多，使得患者心理产生非常大的压力，而压力又会加重ED的程度，形成恶性循环。

ED，重要的糖尿病预警信号

糖尿病性ED发病的多因素性使其治疗困难，常规药物治疗效果欠佳，我们称之为难治性ED。目前，PDE-5抑制剂对一般性勃起功能障碍有效率可达70%～89%，而对糖尿病性ED患者有效率为50%，所以，对糖尿病性ED必须采用综合治疗方式。

一般来说，治疗上要做到以下几点：

（1）改变不良的生活习惯，戒酒，戒烟。这是因为，吸烟会加重血管病变，所以，对于糖尿病烟民来说必须立刻戒烟。这不仅有利于勃起功能的康复，也可以减少糖尿病性血管病变。

（2）积极参加有氧运动，减肥，控制体重，控制饮食。

（3）对于已经出现肢端麻木疼痛者，则应加服一些B族维生素，或增加含这类维生素的饮食，目的是减轻神经系统病变，降低勃起功能障碍的诱因，即使症状不能马上得到缓解，至少能给其健康带来好处。

（4）在医生的指导下，根据血糖监测水平，合理使用降糖药物，把血糖控制在良好的水平。如果服用某些降糖药物引起 ED，不妨改用别的药物降糖，或注射胰岛素来解决糖尿病的困扰。需要注意的是，一定要先将血糖控制在平稳合理的水平，这是治疗糖尿病性 ED 最重要的一个环节。

（5）每日口服小剂量 PDE-5 抑制剂，改善血管功能。

王先生积极接受了医生的治疗方案，经过半年的治疗，王先生发现自己的勃起功能逐渐好转，性生活质量得到了显著的改善，夫妻关系也越来越和睦了。

患者夫妇一定要明白，糖尿病所伴发的 ED 不是永久不变的，很长一段时间都是时重时轻，因此夫妇双方不要放弃性接触，否则会失去可能成功的性交机会。妻子在这方面一定要鼓励丈夫，别让丈夫被糖尿病及 ED 的双重打击所击倒。

ED 是糖尿病的常见并发症，一般发病较早，有些糖尿病患者 ED 甚至是首先出现的症状。对于有糖尿病家族史或者有糖尿病的患者，千万不要忽视 ED，它是重要的预警信号，有助于糖尿病早期诊断和干预，避免发展到严重并发症阶段。ED 的发病机制尚不清楚，因此尚无根治的办法，"早发现、早治疗"是目前最佳的治疗策略，从此角度来看，重视糖尿病患者 ED 的诊断和治疗具有重大的意义。

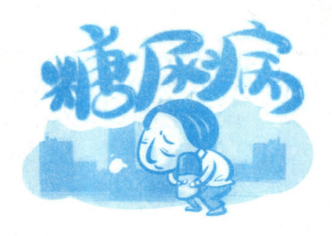

排尿费劲，性生活也费劲

郑涛　郑州大学第一附属医院泌尿外科
邓春华　中山大学附属第一医院男科

> **核心提示**
>
> 尿常常与性相关。当夜尿多、尿频、尿不尽、排尿费劲等症状频频出现时，性功能受影响率高达九成。

58岁的宋先生最近一年逐渐出现了夜尿次数多、尿频、尿不尽、排尿费劲等症状。他认为这是老年人的自然现象，而且羞于启齿，就没有到医院就诊。但最近症状越来越重，而且出现了不能勃起、勃起不坚等症状，让他非常苦恼。

夜尿次数多、尿频、尿不尽、排尿费劲等症状，由于与膀胱和尿道这些下尿路相关，被称为下尿路症状。下尿路症状可分为：①储尿期症状，主要为尿频、尿急、夜尿多及尿失禁等；②排尿期症状，主要为排尿延迟、费力、尿分叉、尿线变细和尿无力等；③排尿后症状，主要为尿后滴沥和尿不尽感等。下尿路症状和ED碍有关吗？

以尿观性，二者密不可分

男性下尿路症状常见于前列腺增生、慢性前列腺炎以及神经源性膀胱等疾病。调查发现，20岁以上男性下尿路症状发生率为15.8%，且随着年龄的增加，其发生率明显增加。ED的发生率也有随年龄增加而增加的趋势。进一步调查发现，ED患者中，下尿路症状的发生率为72%，而下尿路症状患者中，ED的发生率为92.1%。数据提示，下尿路症状和ED具有相关性。

排除年龄、高血压、糖尿病、血脂异常、冠心病等混淆因素后，显示下尿路症状是ED的独立危险因素。下尿路症状引起的膀胱颈口紧张度增加、阴茎平滑肌紧张度增加、严重的下尿路症状的困扰，以及这些症状所引起的精神压力和焦虑症状，被认为与 ED 的发生有关。

下尿路症状严重影响生活质量。由于尿频、夜尿多、尿失禁，这些患者往往被迫减少饮水、外出时要经常找厕所、不敢参加社交活动、无法长时间工作、工作效率降低、无法正常睡眠等，直接影响家庭生活和正常工作并形成恶性循环，甚至可能引发抑郁症等精神心理疾病。性功能是男性比较关注的问题，合并 ED 后更进一步加重了对患者生活质量的影响。因此，具有下尿路症状的患者应及时就诊，早期合理治疗，以减少 ED 的发生，改善生活质量。

首选药物治疗

α 受体阻滞剂是下尿路症状的首选治疗药物。常用的 α 受体阻滞剂有坦索罗辛胶囊、多沙唑嗪片、特拉唑嗪片等。由于 α 受体阻滞剂有降低血压的作用，服用这些药物时应注意用量，不要因为药物效果欠佳而盲目增加药物剂量；睡前服药，服药期间要避免突然坐起或站起；同时，合用降压药物的患者，应密切注意监测血压变化，可以适当减少降压药物的剂量和种类。

下尿路症状合并 ED 的患者可同时服用 PDE-5 抑制剂，这些药物应在性生活前约 1 小时服用，服用药物后要给予性刺激才能起效。下尿路症状患者应尽量避免进食辛辣刺激性食物，忌酒，多饮水，适当进行体育锻炼。

老男人的"雄"风去哪了？查查激素就知道

邓春华　中山大学附属第一医院男科
张亚东　中山大学附属第一医院特需医疗中心

> **核心提示**
>
> 女人有更年期，男人也有！40%的男性在40岁后会出现睾酮减少，造成精力、体力和性欲显著下降。对于睾酮明显偏低、症状已对生活造成困扰者最好接受睾酮补充治疗。

48岁的马先生，为人一直非常随和。但从去年起，他总觉得心慌、各种说不出来的不舒服，做事提不起劲，易发脾气。不但精力、体力明显下降，更让他羞于启齿的是，性欲和床上的表现也大不如前。

心脏内科看了，神经内科看了，心理科也看了，始终找不到病因，后来到泌尿外科就诊时，检查结果显示睾酮水平下降，被诊断为迟发性性腺功能减退（LOH），也就是俗称的"男性更年期"。原来，他所有不适都是"男性更年期"在作怪。

多数男性不知可治"硬扛"

男性的性功能在50岁后会因雄激素分泌的下降而减弱，但近年来，由于不良生活方式的加剧，这一时间有提前的趋势。雄激素下降后会出现一系列的器官、系统的功能障碍，继而影响到男性的躯体、精神心理和性功能，最终损害男性的生活质量。导致迟发性性腺功能减退，其症状多而复杂，并缺乏特异性。比如有的人会感到疲乏、精力不集中、记忆力减退、睡眠减少、对周围的事物提不起兴趣、工作能力下降；有些患者头晕心慌、四肢发凉，有说不清部位的疼痛，体检却没有异常发现；抑郁、焦虑、易怒、神经质也比较常见，常常影响患者与家人或同事的关系。来泌尿外科或男科就诊的患者多数表现为性欲减低或ED，非常沮丧和苦恼。实际上，正是性功能的变化才使一些患者开始注意自己的其他症状。

多数男性认为这些是随着年龄增大自然出现的问题，或是最近压力太大所致，而会选择自己"克服"。通过休息及健康的生活方式的确会使得这些症状有一定程度缓解，但仍会存在。随着时间的推移，很多男人无奈地选择接受这种状态，个中辛苦只有自己清楚。

40岁后体检应增加睾酮检测

男性40岁后应接受第一次睾酮检测，以后每年体检都应有这一项，这样就可以清楚地了解自己的雄激素是否不足。

一般睾酮检测包括血清睾酮和生物活性睾酮两项，共需100多元。两项检查比较，后者更为重要。打个形象的比喻，睾酮检测好比知道你的池子还有多少水，而生物活性睾酮是指这池水里你能喝的有多少，这才是最关键的。

如果你的睾酮和生物活性睾酮低于正常值且出现了前面提到的部分症状，那就表明你正在遭遇"男性更年期"，如果这些症状已经对你的生活和工作造成了困扰，医生会建议你接受睾酮补充治疗。

进行睾酮补充治疗后，见效的时间因症状不同而异。比如，性功能的改善一般能在2～3周起效，3个月达到最大疗效。心理精神症状的改善通常在3周至1个月。而2型糖尿病患者可在3～9个月观察到空腹血糖的下降。高血脂患者在4周至3个月时间可观察到血脂的下降。对于骨质疏松的患者，骨密度的上升在6个月起效，36个月左右达到最大疗效。肌肉量的增加和脂肪含量的下降通常在3～5个月开始，1～2年达到最大疗效。进行睾酮补充治疗常用的药物主要为化学合成的雄激素药物，如十一酸睾酮胶丸（安特尔）。也有文献报道，麒麟丸、复方玄驹胶囊等中成药具有提高睾酮水平和改善LOH症状的作用。

马先生在医生的指导下进行了睾酮补充治疗，精神和体力状况逐步改善，性欲增加，晨勃也重新出现了！

一听到要吃激素，不少人会谈虎色变，担心激素的副作用。多数男性担心激素是否会引起心血管疾病、前列腺疾病以及激素相关肿瘤风险的增高。不过大量研究结果显示，只要加强监测，相关风险还是能降低和避免的。

脑肿瘤变大，性功能变差

杨其运　中山大学附属第一医院泌尿外科
涂响安　中山大学附属第一医院泌尿外科

> **核心提示**
>
> 男性患垂体瘤的高发年龄是 30～50 岁，约 32% 的男性垂体瘤患者的首发症状表现为性功能障碍，约 76% 的患者会出现 ED、性欲下降甚至缺乏，以及不育的症状。

性功能障碍查出脑肿瘤

44 岁的张先生近半年来出现了一个让他苦恼不已的"男题"——"小弟弟"硬度不够，性欲也比以前明显下降了。每次妻子要求过性生活的时候，他都觉得是在例行公事，甚至经常出现不能完成性生活的情况。原以为这是因为年龄增大而出现的"中年危机"，张先生便自己去药店买了"伟哥"服用，然而服药 3 个月后他的勃起功能并没有明显改善，甚至还偶尔出现头痛、视力下降的情况。他意识到了问题的严重性，于是到广州某三甲医院的男科门诊进一步就诊，一检查果然发现了大问题——张先生的这些问题居然是因为脑袋里长了肿瘤！

首先，接诊医生详细询问后了解到张先生的生活作息规律，生活工作压力不大，并且检查提示血压、血糖、血脂也正常，因此并不符合代谢性疾病引起的性功能障碍。进一步检查血性激素发现，张先生体内泌乳素的水平要显著高于正常人。结合他有头痛、视力下降的症状，医生怀疑他是脑袋里出了问题，头颅核磁共振检查发现张先生的脑袋里确实长了一个小肿瘤——垂体瘤。

垂体瘤多以性功能障碍为首发症状

垂体瘤是一种良性肿瘤，约占颅内肿瘤的 10%，居颅内肿瘤的第二位。

按照肿瘤的大小，垂体瘤可以分为垂体微腺瘤、垂体大腺瘤、巨大腺瘤、巨大侵袭性腺瘤。虽然垂体瘤是一种良性肿瘤，但也会对患者产生多种不良的影响。垂体瘤好发于女性，女性的发病率是男性的37倍。脑垂体是一个内分泌器官，女性患垂体瘤时多在早期就会出现月经不调等表现，因此容易在微腺瘤阶段就被检查发现。然而，男性垂体瘤患者的起病隐匿，一般发现时肿瘤已经长得比较大，据统计，巨大侵袭性腺瘤的男性患者是女性的6.7倍。因此，男性也要警惕垂体瘤的发生。

研究表明，男性患垂体瘤的高发年龄是30～50岁，约32%的男性垂体瘤患者的首发症状表现为性功能障碍，约76%的患者会出现ED、性欲下降甚至缺乏，以及不育的症状。此外，患者还会出现如乳房发育喉结变小、胡须或腋毛脱落、皮肤变细腻等身体上的变化。还有临床研究表明，即便肿瘤体积较小，如果肿瘤生长在蝶鞍内，则仍有52.3%的患者会出现性功能障碍的问题；而当肿瘤长到蝶鞍外，体积较大时，则有88.1%的患者会出现性功能问题。

除了性功能障碍，垂体瘤还可以产生一些其他的症状，如张先生出现的头痛（60%的患者会出现）和视力下降；如果肿瘤体积较大，对脑正常脑组织产生明显压迫作用时，患者还可能出现眼球固定、复视甚至失明、记忆力减退、精神改变等相应的功能障碍。

垂体瘤治疗后性功能可以恢复

虽然垂体瘤会影响患者的性功能和身体健康，但它也是一种可以治疗的肿瘤。肿瘤愈小，治疗效果愈好；如果能够在垂体微腺瘤阶段被发现，其治疗效果非常理想，甚至可以达到治愈的目的。目前，垂体瘤的首选治疗方法是手术治疗，随着内镜技术的发展，可以在直视下完成垂体瘤的切除，同时能够有效地保护正常的垂体组织。垂体瘤切除后，患者的性功能也可以部分甚至完全恢复。

最后，张先生在神经外科接受了垂体瘤切除手术，体内的泌乳素水平逐渐下降至正常，"小弟弟"也重振雄风。因此，当男性出现性功能障碍时，不应仅仅局限于性功能障碍本身的诊断和治疗，还要多留一个心眼，"从下往上看"，排除由其他疾病所引起的性功能障碍。

被抑郁症压垮的性功能

万子　中山大学附属第一医院泌尿外科

核心提示

抑郁症患者长时间的情绪压抑、内心苦闷，导致夫妻生活次数减少，激情缺失，进而引发性功能障碍，当然主要是心因性阳痿。

抑郁与 ED 可互为因果

一项参与者超过 1 000 人的研究表明，患有抑郁症的男性中，约有 30% 的伴有不同程度的性功能障碍。抑郁症为什么会引起 ED，目前原因尚无定论。然而较为公认的是，抑郁症患者长时间的情绪压抑、内心苦闷，导致夫妻生活次数减少，激情缺失，进而引发性功能障碍，当然主要是心因性阳痿。而且，抑郁症，尤其是早期接受心理干预的抑郁症患者的性功能障碍比较容易得到改善的事实，也证实了精神因素是 ED 的重要原因。

从另一个角度来看，ED 或者抑郁症后性功能障碍患者，心理压力甚大，这使他们的工作、生活备受影响。而长时间的心情苦闷、情绪压抑，反过来又会加重抑郁症。如此一来，ED 与抑郁互为因果，相辅相成，陷入恶性循环，结果是疾病越来越重，甚至引发患者轻生，必须引起公众的高度重视。

在我们的精英人士中，100 个人中约有 5 个处于心理危机，远高于全国普通人群中的比例。就比如 37 岁的严先生，之前在体制内已经小有成就，跳出体制创业 1 年多，由于天生好强，每天都投入到紧张的工作中，渴望把事业进一步做大，有时候遇到些不顺心的事，就靠喝酒和吃夜宵缓解情绪，渐渐地疏忽了和家人的沟通。有天晚上好不容易和妻子温存一次，却发现性功能已不复当年之勇。最后，鼓起勇气向男科医生咨询。

长期以来，人们对中年男性的心理健康都或多或少有些忽视。而中年时期正是精英人士生理由盛而衰的关口，生理和心理的变化互为影响，加剧了他们的心理负荷。长时间的抑郁，会打破正常的生理机能的运转，甚至导致人体重要器官的病变。身心双重受影响，于是很多人便出现了性功能障碍。

3种有效的减压方法

中年男性要想减少或摆脱抑郁，就应科学地调整心态，从而学会更好地关心自己，给自己有效地减压。在这里给大家介绍几种有效的减压办法。

1. 行为放松治疗

行为放松治疗是有意识地控制自身的心理生理活动，改善机体紊乱功能的心理治疗方法。在改变躯体的过程中，情绪会随着躯体的反应而改变，间接地使情绪松弛下来，从而建立起相对轻松的心理状态。在进行放松训练时，要有一个相对安静的环境，要处于一个舒适的位置上，从而培养和提升静态的专注感。适当强度的运动过后，身体会恢复正常的平衡状态，感觉精神放松，也会觉得体力得到恢复。比如当你感到悲伤或受挫折时，可以挺起胸膛，头朝后仰，或跳动身体，左右晃动3分钟左右，有助于减轻心理压力。

2. 及时的情感宣泄

如果抑郁这种情绪不能得到及时的发泄，就会不可避免地引发心理疾病。压抑自己的情感也会导致胸闷、食欲不振、失眠等躯体症状。倾诉是释放不良情绪的有效方式之一。倾诉的对象很多，甚至自言自语式的倾诉都可以有效缓解抑郁，而大声呼喊也能使心情变得舒畅。

一般认为笑是舒缓情绪的重要方法，但心理学家发现，适当的哭泣对健康的好处也不少。深切而持续的哭泣能使男性体内的睾丸激素神奇地恢复正常水平。同时，哭泣时人的呼吸是腹式呼吸，可以改善人体的呼吸、心血管和中枢神经系统的状态。

另外，情绪的发泄一定要及时，不要等压力积累到一定程度才发泄，否则容易在发泄完情绪后，在放松中产生失落感和无力感，成为新的压力源。

3. 社会心理支持

中年男性容易出现心理危机，除了本身的工作生活压力大之外，最主要的还是社会支持系统不够完善。所谓的社会支持系统，是指家人、亲戚、朋友等能帮助分担压力、烦恼的人群。一个支持你的人际网络，能够令你舒缓和平复不良情绪。这些人不会因为你的地位发生改变而改变对你的态度，他们是你负性情绪释放的最好管道，是你心灵的避风港。

脂肪肝：不仅伤肝，而且败性

周少虎　广州中医药大学第一附属医院生殖医学科
汪富林　中山大学附属第一医院泌尿外科

> **核心提示**
>
> 肝功能异常会导致性功能障碍是比较确定的。有多种因素可引起脂肪肝，主要包括肥胖、酗酒、营养不良、糖尿病、药物、快速减肥等。而终末期的肝病会带来诸如 ED 等性功能障碍，影响身体健康和家庭和谐。若不及时治疗，后患无穷。

脂肪肝竟是这类阳痿的元凶

36 岁的李先生最近非常苦恼：一向以性功能超群而自喜的他，最近总是力不从心，"上面"有想法"下面"没办法，多次夫妻同房半途而废，熬夜或者酒后状态更差，服用"伟哥"可以完成性生活，停药又不给力。在太太的鼓励和陪同下，李先生迈进了男科诊室。

经过医生的详细问诊了解到，李先生有肝炎病史，近 1 年应酬非常频繁，喝酒熬夜，体重暴增 12 kg，肚子大如妊娠 8 月的孕妇。医生建议完善检查，李先生非常配合，B 超检查结果提示重度脂肪肝，肝损非常明显，医生考虑李先生患的是脂肪肝性 ED。这个病现在比较常见，多见于肥胖人士，应该引起大家的重视。

脂肪肝，是 ED 的危险因素

近年来，随着人们生活水平的提高，各种不良生活方式的影响，脂肪肝患者愈来愈多，并且年龄逐步趋向于年轻化。随着 B 超检查的广泛普及，脂肪肝发现率明显提高，重症脂肪肝 B 超检出率在 95% 以上。和高血压、糖尿病一样，脂肪肝也成为当代人常见的慢性病之一，成为仅次于病毒性肝炎的第二大肝病，它可以进展为肝纤维化、肝硬化，甚至肝癌。发展为肝硬化和肝癌的比例分别为5%～10%和1%～2%，严重威胁着人们的身体健康，大量研究都证实了年龄、性别、肥胖及代谢异常与脂肪肝发病的关系。有研究表明，东北地区成人脂肪肝患病率已达38.1%，高于多数统计资料。如此大量的患病人群使脂肪肝备受关注。同时，脂肪肝也使男性勃起功能、心脑血管疾病的患病风险增加。

肝功能异常导致性功能障碍

国外文献报道终末期肝病患者性功能障碍发生率高达24%，而肝移植术后则有所改善，发生率可以降至15%。而中山大学附属第三医院一项69例的样本研究显示，终末期肝病患者不同程度性功能障碍发生率高达94%，肝移植术后则降至41%。虽然具体机制尚不明确，但肝功能异常会导致性功能障碍是比较确定的。引起脂肪肝的因素主要包括肥胖、酗酒、营养不良、糖尿病、药物、快速减肥等。而终末期的肝病会带来诸如ED等性功能障碍，影响身体健康和家庭和谐，如若不及时治疗，后患无穷。

ED，重度脂肪肝的表现之一

临床上轻中度脂肪肝往往无特异性症状，或者仅有上腹不适、肝区疼痛等非特异性症状，往往不会引起人们注意，未能及时诊治。随着病情发展，至重度脂肪肝后患者可出现蜘蛛痣、肝掌、ED等症状。同时，酗酒除引起脂肪肝外，还可能会导致高脂血症，引起ED。研究显示，高脂血症早期可影响阴茎的内皮细胞、平滑肌细胞及支配阴茎勃起的外周神经而使阴茎勃起功能受损，而晚期高脂血症可引起动脉狭窄和闭塞，从而出现ED。

李先生在医生的指导下，首先改变不良的生活习惯，显著减少应酬次数，限酒；每天进行适当的运动，打羽毛球、游泳等；合理饮食，高蛋白、高维生素、低糖、低脂肪饮食；同时使用护肝药物和口服小剂量PDE-5抑制剂。经过5个月的治疗，李先生的勃起功能逐渐好转，性生活质量得到了显著的好转，肚腩也渐渐变成了肌肉，颇有青春时的风范。

终末期的肝病会引起ED，而轻中度脂肪肝患者ED的概率较小。因此，对于脂肪肝引起的ED重在预防，良好的生活方式、适当的运动、合理的饮食是预防该疾病发生的重要举措。同时，规律的体检必不可少，对早期诊断、早期治疗有重大意义。对于脂肪肝引起的ED，目前建议对症治疗，即小剂量口服 PDE-5 抑制剂，同时针对引起脂肪肝的病因进行治疗及护肝治疗等。

链接：3类男人，应检查排除脂肪肝

如今，越来越多的人被诊断为脂肪肝，国内外报道的脂肪肝患病率近年来呈现不断增高的趋势，其中，高收入者和工人、公务员、企业管理人员以及普通职员脂肪肝检出率比较高，可能与从事这些行业的人平时不健康的生活习惯有关。生活习惯是人们行为方式的重要组成部分。对于脂肪肝，目前的主要检查方式是肝脏彩色多普勒超声检查（肝脏彩超），检查前需要禁食禁饮 8 小时以上。

临床上出现有不同程度 ED 的患者，有以下情况者要做肝脏彩超：①有肝炎病史，且半年内体重超过 2.5 kg，脾气暴躁者；②半年内腰围增大超过 5 cm，长期缺乏运动者；③体质指数［体质指数（BMI）= 体重（kg）÷ 身高^2（m）］大于 25，熬夜较多，应酬较多者。

高尿酸，正一步步侵蚀男人的性功能

田昆　中山大学附属第一医院泌尿外科
涂响安　中山大学附属第一医院泌尿外科

核心提示

高尿酸与 ED 有着紧密的联系，可作为 ED 的早期风险因子，及早控制高尿酸不仅可以避免痛风发生更对预防和减少 ED 的发生具有重要意义。

最近一段时间，39 岁的王先生是性生活出了一些问题，在和妻子行房事的时候总觉得力不从心。起初以为工作繁忙的缘故导致休息不好，进而影响了自己的性生活。但是经过一段时间的休假后，问题并没有得到改善，于是他和妻子来到了男科门诊，寻求治疗。在经过详细的问诊、查体后，医生根据王先生的病情让其做了相关的辅助检查，发现王先生尿酸高，阴茎血管内皮功能紊乱。进一步询问后得知，王先生早在几年前健康查体便得知自己的尿酸较高，但是平素身体并无大碍，因此没有重视。难道正是这不起眼的尿酸造成了王先生的难言之隐？

谈及高尿酸血症，大部分人的第一反应便是高尿酸会引起痛风，殊不知这尿酸升高造成的危害不仅仅是痛风这么简单，高血压、心肌梗死、冠心病等心脑血管疾病皆可由高尿酸引起。高尿酸血症是危害人体健康的代谢性疾病之一，近期的研究更是发现高尿酸血症与 ED 有着密切的联系。高尿酸作为引起 ED 的独立危险因素越来越受到人们的重视，因此，正是这不被王先生重视的尿酸造成了现在的苦不堪言。

那么高尿酸又是如何引起 ED 的呢？其实这看似简单的尿酸，在机体中却扮演着极其重要的作用：正常情况下，机体内的尿酸处于一种动态平衡状态，对机体产生抗氧化的作用，同时对于免疫系统和神经系统都有着重要作用。但当机体尿酸生成增多或排泄减少时，动态平衡被打破，便引起了高尿酸血症。长期的高尿酸会引起氧自由基增多，对于血管内皮细胞会造成巨大的损害。而对于 ED，其重要发病原因之一，便是阴茎内血管内皮细胞功能的损伤。简而言之，阴茎血管正如水管，而自由基便是腐蚀水管的化学试剂，在高尿酸的情况下，阴茎血管内皮受损正如水管生锈一样；此外，机体分泌的 NO 在阴茎勃起时起扩张血管的作用，使阴茎充血从而膨胀变硬，然而增多的氧自由基会消耗 NO，因此，NO 的大量消耗严重影响了阴茎的勃起。

高尿酸除了通过损伤血管内皮直接影响勃起外，还会间接影响阴茎的勃起导致 ED。首先，高尿酸时可引起血压升高，高血压继发氧化应激增强、氧自由基增多，增多的氧自由基进一步损伤血管内皮功能，进入一个恶性循环。除该机制外，高血压还可以通过血管顺应性改变和影响细胞间信号传递等复杂因素引起 ED 的发生。此外，高尿酸与糖尿病亦是"狼狈为奸"，高尿酸可加重由糖尿病引起的 ED，糖尿病一个重要的并发症就是周围神经受损，阴茎相关神经首当其冲，从而阴茎勃起反射受损导致了 ED 的发生，高尿酸血症可以促进该进程的发生。

总而言之，高尿酸与 ED 有着紧密的联系，可作为 ED 的早期风险因子，及早控制高尿酸不仅可以避免痛风发生更对预防和减少 ED 的发生具有重要意义，不要让这不起眼的尿酸葬送了你的"性"福生活。

长期没有晨勃，要小心

庄锦涛　中山大学附属第一医院泌尿外科
黄燕平　上海交通大学医学院附属仁济医院男科

> **核心提示**
>
> 经常晨勃减退，可能是身体衰老的信号，也可能是没有休息好，又或者是某些疾病（如心血管疾病）来临前的信号。此时切不可自己胡乱用药，也不要过度紧张，应及时到正规医院就诊，评估是否真的存在ED。

37岁的张先生是一名贸易公司高管，平日早出晚归，经常需要加班应酬，事业蒸蒸日上，在外倒是风光无限。可是最近晚上回到家，张先生反而忧心忡忡，和妻子行房事时总觉得感到力不从心，连性欲也大不如前，最糟糕的是居然连晨勃都消失了，这可把张先生吓坏了。他赶紧来到男科门诊就诊，和医生说"没有晨勃了，恐怕是阳痿了"，寻求治疗。

那么，对于男人来说，晨勃究竟意味着什么？它能否成为男人自我判断性能力的重要标准？

晨勃是指男性在清晨4—7点，阴茎在无意识状态下，不受情景、动作、思维的控制而产生的自然勃起。关于晨勃的机理目前尚不明确。晨勃多从青春期开始，在20～30岁时，勃起次数最多，中年后会逐渐减少。值得注意的是，由于男性身体每天的状态不同，晨勃也不尽一致，单凭有没有晨勃，不能判断男性性功能的好坏。但晨勃作为男性健康的参考标准之一，对男人来说依然很重要。以下是影响晨勃的一些因素。

（1）年龄。正常情况下，年龄对晨勃起决定因素。性成熟后，随着年龄的增长，晨勃次数逐渐增多，持续时间也逐渐增长。30岁后，随着年龄的增长，晨勃则会逐渐减弱或衰退。不过，一些老年人虽没有晨勃，但仍然可有满意的性生活。

（2）睡眠。睡眠时间的充足与否、睡眠质量的好坏，都会不同程度地影响雄性激素分泌，从而对晨勃造成影响。

（3）情绪。严重的精神创伤、悲愤过度、抑郁等能使晨勃明显减少。

（4）疲劳。过度疲劳、精神疲惫，也会影响晨勃。

（5）疾病。很多疾病都能影响性功能及晨勃，如高血压、冠心病、白血病、糖尿病、恶性肿瘤、腰椎间盘突出、脊髓损伤等。

（6）药物。抗肿瘤药物、抗高血压药物、降糖药物、抗酸药物、镇静药物及中药中的知母、黄柏等，均能使晨勃降低；而人参、黄芪、鹿茸等药物则能使晨勃增加。

（7）不良生活习惯。过度抽烟、饮酒、作息时间不规律等，也能影响晨勃。

（8）其他因素。如内分泌因素、垂体功能减退、环境污染等，也能使晨勃减少，甚至消失。

总而言之，晨勃是男性的一种正常的生理反应，晨勃不像接触到性刺激而出现的勃起，也不是做春梦出现遗精的勃起。而且随着男性身体每天的差异，晨勃所产生的变化也不尽一致，偶尔晨勃没按时出现，不一定会影响性功能，千万不能只凭这一点来判断男性性功能的好坏。其实大部分人虽然晨勃减少，但是勃起硬度是可以保证性生活满意度的。所以，晨勃减少，不一定是 ED。

我们关注晨勃，更要注重和谐"性"福生活。如果经常晨勃减退，可能是身体衰老的信号，也可能是没有休息好，又或者是某些疾病（心血管疾病）来临前的信号。此时切不可自己胡乱用药，也不要过度紧张，应及时到正规医院就诊，评估是否真的存在勃起功能障碍。同时要注意锻炼身体，保持健康的生活作息和身心状态，合理规范药物治疗，这样才能早日重振雄风。

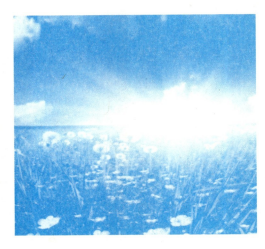

3 "性"命攸关之下一代：男性不育

"性"命攸关，性功能不但关系到男性自己的性命，也将影响到下一代的"性命"！这是因为，性功能出现问题，将直接影响到精子输送到女性体内，间接导致男性不育。

合格的"炮手"，才能成就"爸"业

易翔　香港大学深圳医院生殖医学中心

> **核心提示**
>
> "炮弹"质量不过关是常见的男性不育因素，而有的男士问题却是出在"炮击技术"上——任何影响性生活过程的因素都会影响生育。

为了生出健康的宝宝，很多育龄男性会到医院做精液分析，看看自己的"炮弹"质量过不过关。"炮弹"质量不过关是常见的男性不育因素，而有的男士问题却是出在"炮击技术"上——任何影响性生活过程的因素都会影响生育。

不想做炮手——性欲减退

心动才能行动。如果对性生活缺乏情趣，不仅影响同房的频率，降低怀孕的概率，还可能引起 ED，增加夫妻矛盾。据统计，约 15% 的成年男性患有性欲减退。病因较为复杂，简单地说，可以分为"软件故障"和"硬件故障"两方面。

错误的性教育、人际关系紧张、生活节奏快、夫妻感情欠和睦以及同房场合不合适等因素构成"软件故障"，让男性在心理上对性生活感到抗拒。血清睾酮低下、甲状腺功能减退、性器官发育异常，以及糖尿病和慢性脏器功能衰竭等全身疾病降低男性的性活动能力，属于"硬件故障"。

多数患者属于"软件故障"，治疗上可进行心理疏导，科普性知识，改善同房环境。运动是一个好方法，规律运动不仅锻炼心智，也增加经历和体力，利于性生活的进行。女伴的参与对治疗意义重大，通过疏通夫妻矛盾，让女士多理解、包容、鼓励男士，能够拉近双方距离，更利于进行同房。如果伴有焦虑症、抑郁症，或因内分泌激素异常，还需要进行药物治疗。

ED——架不起"炮"

就像炮击需要架炮，射精需要勃起。ED 是损害男性性功能的重要原因，引起 ED 的原因很多，包括年龄、心理性、内分泌性、血管性、神经性、医源性等多种因素。考虑育龄男性多数较为年轻，心理性 ED 的比例在备育男性中比例高于一般人群。

李先生来男科门诊时十分无奈，以往性生活满意，近期妻子为了备孕总把性生活安排在排卵期，让他感到不小压力。前几日他 8 点去单位上班，9 点竟然收到太太短信"时机成熟，火速回家"。当他十万火急地赶回家，却发现任凭太太百般努力，却怎么也硬不起来，小两口最后闹得不愉快。这是所谓的"排卵期 ED"，患者既往性生活顺利，现在为了生育，性生活从快乐的事变成了"家庭作业"。男性感到很大压力，于是发挥失常，并不是他不想，或者不能。李先生的检查结果正常，于是我给出了两招：一是规律同房，不再计算排卵期，这样能够避免"任务式"性生活带来的压力，同时保证足够的同房频率，提高怀孕概率。二是建议口服枸橼酸西地那非片（"伟哥"），这种药物可减少体内天然产生的"勃起因子"分解，就像存钱一样，"勃起因子"存多了，自然勃起就更好；而不用担心性功能受损，不用担心上瘾，也不影响精子和生育，副作用就像喝了点酒——轻度头胀、皮肤发热、眼睛充血。不到半年，李先生兴奋地来门诊报喜，他和太太试孕成功，性生活质量也恢复到从前。这个是一个典型的心理性 ED 案例，但由于 ED 常常与其他基础疾病伴发，如果发生 ED，必须找男科医生诊治，切勿直接自行使用"伟哥"。

早开"炮"、不开"炮"和开错"炮"——射精障碍

射精是男性性交的最后步骤,如果不能在合适的时间向前从尿道射出,"炮弹"再好也只是摆设。早泄是指缺乏对射精的控制而过快地射精,通常不影响生育,但是如果没等阴茎"就位"就把精液射在女性体外,就像没瞄准就开炮,是无效的。通过行为训练配合使用盐酸达泊西汀片(必利劲)等药物,早泄患者通常能完成阴道内射精,并延长射精前的性交时间,提高双方的性满意度。

与早泄相反的是不射精症,这类男性的性欲正常,阴茎勃起正常,性交时间很长,但无法达到性高潮与射精,就像瞄准了很久却不能开炮。不射精症可能的病因包括心理因素、性刺激不足、性疲劳等。通过心理治疗和性知识教育,并进行性感集中训练,通过拥抱、抚摸、按摩等触觉刺激手段让患者体验性快感,建立和恢复性的自然反应。目前,尚无治疗不射精的特效药物,但也有报道药物治疗及物理治疗的成功案例。对于上述治疗失败的不射精症患者,最终极的助孕方式则是人类辅助生育技术(人工授精或试管婴儿)。

逆行射精是男人在性交时有射精感和性高潮,但由于膀胱颈不能正常关闭,导致精液向后射进膀胱,没有精液或仅有极少量精液从尿道口排出,就像开炮时炮闩打开了,所有火力向后喷出。好在逆行射精不会引起身体受损,不过精子在酸性的尿液里泡上几分钟就会奄奄一息了。先天发育异常、前列腺手术、尿道狭窄、药物等都可能是逆行射精病因,而最常见的病因是糖尿病,由于导致神经肌肉功能障碍,膀胱颈这个"炮闩"不能关上,导致向后"开炮"。对于逆行射精的患者,需要积极治疗原发病,可使用药物增加膀胱颈张力促进其关闭。如果无效,就需要收集尿液中的精子进行辅助生育技术助孕。

成为一名优秀的"炮手",是每位男士的必修课,也是妻子的愿望,但这也是需要学习并练习的过程,请给他(或你自己)多一些鼓励和耐心,再多一些包容和理解。

做高龄"孕"父，有心更要有力

邓春华　中山大学附属第一医院男科
陈志宏　中山大学附属第一医院泌尿外科

> **核心提示**
>
> 如果单纯因为男方患有 ED，以致无法完成性生活而不孕，那么，使用 PDE-5 抑制剂有助于双方顺利同房。从这一意义上说，PDE-5 抑制剂能助孕。

二胎放开，高龄孕"父"激增

据广州市 2016 年的数据显示，女性高龄（35 岁以上）生育比例由 2015 年的 9.26% 骤升到 2016 年的 37.36%，而男性高龄（40 岁以上）生育比例由 2015 年的 4.4% 升高到 20.4%。

很明显，这与国家 2015 年 10 月起全面放开二胎政策有着直接关系。生育需求爆发，无论是高龄孕妇，还是高龄"孕"父，都明显多了起来。

然而，高龄生育男性的生理机能开始退化，不仅仅是睾丸的生精功能退化，生殖系统的感染也影响精子质量和输精管道的畅通。更令人尴尬的是，即使没有上述问题，与年龄增长相关的心血管与代谢疾病逐年增加，与之密切相关的男性性功能障碍也已成为影响男性生育问题的重要原因。因此，有男科医生戏称，有些男人是"子弹"不行，而有些男人则是连"枪"（阴茎）也不行，无法顺利完成性交让女方受孕。"子弹"（精子）不行，可以服用左卡尼汀口服溶液（东维力）和麒麟丸以提高精子质量。"枪"不行主要指的是 ED，性生活质量低，性交次数减少，让女方成功怀孕的概率就低。因此，不育症与 ED 常常如影随形。

高龄生育男性的性功能障碍的发病率较高。无论是国外还是国内的调查数据均显示，40 岁以上的男人有近一半都存在 ED 问题。国内外研究提示，ED 往往是与年龄增长、环境因素累积效应等相关的心血管与代谢疾病的早期临床表现，同时，与年龄增长、环境因素等相关的代谢疾病也是高龄男性精液质量下降的重要因素。男性年龄越大，精子质量越差。更关键的是，妻子年龄也越来越大，35岁后不但受孕更加困难，而且怀孕过程中的风险也更高，生下缺陷畸形儿的概率也可能会更高。

PDE-5抑制剂可治疗ED且不影响精子质量

ED的一线治疗方案是口服PDE-5抑制剂，如枸橼酸西地那非片（万艾可）。如果单纯因为男方患有ED，以致无法完成性生活而不育，那么，使用PDE-5抑制剂有助于双方顺利同房。从这一意义上说，PDE-5抑制剂能助孕。但引起不孕的因素很多，如果男方还患有无精子症、弱精子症等，或女方也存在不孕问题，就要考虑用别的方法解决了。

有些患者服用PDE-5抑制剂后，性生活质量大大提高，但他们的担心是：服用PDE-5抑制剂，是否对精子和胎儿健康有影响呢？目前的研究表明，PDE-5抑制剂不会导致精子畸形，不影响精液质量。男性服药同房后，如果当次妻子受孕，PDE-5抑制剂不会对胎儿健康产生不良影响。

当然，ED的原因有多种，如果存在前述的心血管与代谢疾病等慢性疾病，在给予PDE-5抑制剂治疗的同时，必须治疗原发疾病。药物无效的，可用海绵体注射药物，甚至做假体手术等完成性生活射精的目的。如果实在无法完成射精自然受孕的，可以借助辅助生殖。

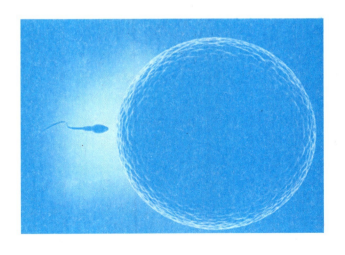

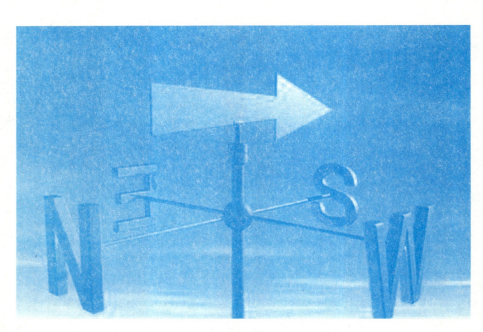

性功能是男性健康的"风向标"

PART 3

改善性功能的处方

1 ED患者要做哪些检查

不少患者来医院看ED时，让他做抽血化验和勃起试验时表示不理解，说勃起功能不好不就是阳痿、肾虚吗？跟验血那些有什么关系？不是只要看看中医摸摸脉象，看看舌苔就可以吗？做这些检查是不是医生要让他多花钱？

ED患者查血糖、血脂、血压，是多此一举吗

欧阳斌　广州市第一人民医院男科

> **核心提示**
> ED是心血管疾病的早期征兆或症状，与心血管疾病有着共同的危险因素——高龄、吸烟、高血压、高血脂、糖尿病等。

唐先生是一位公司经理，事业蒸蒸日上，平日应酬也多，近几个月房事力不从心，特别是妻子越是催他的时候就越不行。在妻子的威逼利诱下，唐先生不得不在百忙之中抽空来到医院看医生。到医院时已是下午5点，临近下班了。进了诊室后，医生看到的他是一副满不在乎的样子，看体形也是大腹便便。医生询问了他的勃起功能、性生活、日常生活习惯等情况，并给他检查了阴茎、睾丸，同时建议他完善血压、血糖、血脂等检查。听到要做这么多检查，唐先生一脸不解。后来检查结果出来后，唐先生庆幸做了这些检查。他的夜间阴茎勃起是有问题的，说明他的ED是器质性的；同时，血糖、血脂也偏高。

那么，血糖、血脂、血压和勃起功能到底有什么关系呢？ED患者查血糖、血脂、血压，是多此一举吗？

"三高"——心脑血管和勃起功能的"罪魁祸首"

　　高血脂、高血压、高血糖俗称"三高",是心脑血管病罪魁祸首。这"三高"之间是互相影响的,也共同损害血管功能。血糖升高后,血液中的氧自由基、活性氧产物、炎症因子等也随之升高。这些物质首先会损害血管最里一层的细胞（内皮细胞）,使血管弹性变差,难以舒张。同时,血糖的升高也影响脂质的代谢,糖尿病患者常常也有血脂的升高。血里面的脂质多了,脂质沉积在血管内膜下,呈黄色的脂质斑块。而高血脂的人,又容易发生胰岛素抵抗,也就是胰岛素难以发挥降低血糖的作用,而发生高血糖。当脂质斑块形成后,如果不积极治疗,斑块就可能会逐渐破溃、出血、血管变狭,使血压升高,而血压的升高又加重血管的损害,从而进入一个恶性循环,最终使血管堵塞。如果心脏血管堵塞,则可能发生心绞痛、心肌梗死,如果脑血管堵塞,则可能发生脑梗死。这些都是致命的。还有一个被忽视的血管则是阴茎的血管。阴茎的血管堵了就会发生 ED,而且血管堵塞的程度越重,ED 的表现也越严重。与心理性 ED 相比,合并有"三高"引起的血管堵塞的 ED 治疗的难度较大。比如 ED 治疗的一线药物枸橼酸西地那非片（万艾可）对糖尿病性 ED 仅有约 50% 的效果。

　　因此,血糖、血脂、血压的检查有助于发现 ED 患者背后隐藏的严重"三高"问题,避免单纯 ED 治疗,而应采取包含治疗"三高"的综合治疗方法。

发生 ED,注意潜在的"三高"

　　近年来,越来越多的证据表明,ED 是心血管疾病的早期征兆或症状,与心血管疾病有着共同的危险因素——高龄、吸烟、高血压、高血脂、糖尿病等。研究也表明,在发生心脏、大脑等血管病变的 3 年前即已可能发生 ED。由于阴茎的血管比心脏和脑部的血管更细,因而阴茎更早出现血管堵塞的表现,也就是 ED。此外,阴茎的血管比较"敏感",在狭窄发生前,受血管内皮功能的影响,即已出现 ED 的表现。这些 ED 患者存在与"三高"类似的不良生活习惯等,但"三高"问题并未突显出来,此时,以 ED 为预警信号,对"三高"提前监控,则可早期预防影响生命的心脑血管疾病。

血管内皮，决定了你的勃起能力

欧阳斌　广州市第一人民医院男科

> **核心提示**
>
> 血管内皮功能障碍被认为是 ED 的重要发病机制。

血管内皮功能障碍——ED 的重要分子机制

在血管发生狭窄前，其内皮功能就已经受影响了。那么什么是血管内皮功能呢？血管内皮是血管腔里的一层皮，它还可以分泌 NO 使血管舒张，或分泌内皮素使血管收缩。当血管内皮功能出现障碍时，它产生的 NO 减少，而内皮素增加，使血管呈现收缩的状态。近年来，血管内皮功能障碍被认为是勃起功能障碍的重要发病机制。

如何检测血管内皮功能

那么，血管内皮功能怎么检测呢？血管内皮有一个特性，就是在短暂缺血后可有个反应性的充血。利用这个原理，科学家们发明了多种检测血管内皮功能方法。肱动脉血流介导的血管舒张功能（FMD）检查是其中应用较广泛的一种。简单地说，就是先用高分辨率的超声测手臂血管的粗细，再像量血压时一样短暂阻断前臂血流，放开血流后再用超声测血管粗细，由此来反映血管内皮功能。这种方法操作简便，对患者没有创伤，而且可以重复。现在越来越多的医院可以做这项检查。如前面所讲到的唐先生，也做了 FMD 检查。在检查前，医生嘱咐他空腹 8 小时以上，禁烟 2 小时，休息 15 分钟，这样检查结果才比较准。检查结果出来，他的 FMD 是较低的，说明他的血管内皮功能是受损的。

真假 ED，晚上做这个试验就可判断

欧阳斌 广州市第一人民医院男科

> **核心提示**
>
> 夜间阴茎勃起试验除了检查是否有勃起，还包括勃起的膨胀度和硬度，此外还需要在睡着后检测，结果才准确。

余先生在 2 个月前因为尿频在一家所谓的"男科医院"就诊，割了包皮和做了前列腺治疗 1 周，花了十余万元。一番折腾后，余先生坚信自己被骗，从此一蹶不振，白天想着这事郁郁寡欢，晚上也睡不着。后来，到正规男科门诊就诊。医生首先给他做了夜间阴茎勃起试验（NPT）。考虑到他晚上睡不着，医生给他开了些安眠药，但第一个晚上他还是没睡着，NPT 未记录到有勃起。第二天，医生嘱咐他白天不要睡觉或打瞌睡，晚上服用安眠药后再做 NPT，这次他睡着了，NPT 结果显示他有多次勃起，勃起时间和硬度都合格，说明他有心理性 ED。通过心理疏导和数次的按需口服 PDE-5 抑制剂后，余先生重拾了信心，恢复了正常的勃起功能。

对于心理性 ED 的诊断，阴茎勃起试验非常重要，包括夜间勃起试验、视听刺激勃起试验（AVSS）等。目前采用较多的是 NPT，就是夜间在睡眠状态下，通过阴茎硬度扫描仪记录阴茎勃起现象。NPT 除了监测是否有勃起，还监测勃起的膨胀度和硬度，此外还需要睡着后检测结果才准确。

AVSS 则是通过给受试者以视听性性刺激，同时如 NPT 一样记录阴茎勃起现象。该检查和 NPT 具有类似的效果，但由于受试的可能紧张、焦虑等情绪，可能记录不到正常勃起，而将心理性 ED 诊断为器质性 ED。但由于检查时间短，在白天就可以完成，可节约患者就医时间。

除了用于鉴别心理性 ED 和器质性 ED，NPT 和 AVSS 测试还被用于司法鉴定，用于鉴定是否存在 ED。

ED 的检查有很多种，上述提到的是较为常用的方法，其他如阴茎彩色多普勒超声、阴茎海绵体造影等检查不在此一一介绍。

改善性功能的 8 个处方

ED 到底能不能被治愈？患上了 ED，该如何改善性功能？

发现 ED 后，并不是单纯吃些"伟哥"或者补肾壮阳就可以的，ED 的治疗涉及饮食、运动、药物、睡眠、心理等多方面。

ED 的发生与生活方式关系密切，ED 患者早期可进行生活方式的改善，如保证充足的睡眠、增加运动、注意饮食、放松心情、避免吸烟等。经过一段时间的生活方式改善后，如果效果仍不理想，可在医生指导下服用 PDE-5 抑制剂（如"伟哥"），对勃起硬度和性满意度有非常大的帮助。

那么，手术、干细胞等治疗手段又该如何选择？

下面这 8 张处方，可助你一臂之力。

ED 能不能被彻底治愈

郭海彬　河南省人民医院生殖中心

核心提示

ED 是一种可以被治疗的疾病，部分患者可以被治愈。

"郭大夫，明天上班不，我去找你开点药吧。"老王 60 多岁，几乎每个月都会给我打电话。老王找我看病有三四年时间了，最初他是在内分泌科住院治疗糖尿病，住院期间因为 ED 请我过去会诊，后来逐渐熟络起来。这几年他一直在服用枸橼酸西地那非片（万艾可），治疗效果还不错，通过吃药，可以获得满意的性生活。但是老王的 ED 治疗了这么久，为什么还要一直吃药，ED 到底能不能被彻底治愈呢？

我们首先从老王的身体健康状况说起。老王是一个糖尿病患者，ED 只是他全身性疾病（糖尿病）的一个局部表现，跟老王类似，临床上有很多

ED 患者同时患有高血压等心血管疾病，或者糖尿病等代谢性疾病。这些基础性疾病对 ED 有重要影响，也是 ED 的一个危险因素。如果把老王的阴茎比作是一把已经生锈不能正常射击的手枪的话，他的糖尿病就像是枪械库里潮湿的空气，正是造成手枪严重锈蚀的原因。因为这把手枪已经在潮湿的环境中存放多年，我们可以擦上枪油，把锈迹清理干净，定期进行保养擦拭，让这把生锈的手枪能够正常射击。但是如果枪械库潮湿的环境不能改变，或者我们对手枪的保养不够专业、及时，这把手枪依然有很大的风险会继续锈蚀，不能射击，所以，我们只有尽量控制好环境的湿度，再加强对这把手枪的保养，才能保证手枪的正常使用。像老王这种有明确基础性疾病的 ED 患者，如果基础性疾病不能被治愈，ED 往往也不能被彻底治愈。目前虽然通过多种治疗手段可以控制好糖尿病，但尚无根治糖尿病的方法，所以，对老王而言，ED 已经很难治愈了。虽然老王的 ED 没有被彻底治愈，但他通过调节饮食、增加运动量以及口服糖尿病药物等方式积极控制血糖，加上规律服用治疗 ED 的药物，仍然可以获得满意的性生活，他的生活质量并没有明显的下降，所以他本人对治疗的结局是非常满意的，也很乐意坚持 ED 药物治疗。

是不是所有的 ED 都不能被治愈呢？答案当然是否定的。根据 ED 的发病病因，ED 通常被分为器质性、心理性和混合性三种类型。老王的 ED 是器质性 ED，这种 ED 和混合性 ED 如果发现的比较早，在病变并不是太严重的情况下，通过生活方式的调整，原发病的治疗，再加上适当的药物治疗，有被治愈的可能，而发病时间比较长，阴茎血管病变严重的话，通常可以被治疗，却很难被治愈。而对于心理性 ED 患者来言，治疗起来则相对容易。他们的"手枪"一般没有问题，只是由于紧张或者心理压力，导致不能正常地"扣动扳机"，经过我们的心理疏导，及规范"用枪培训"，辅以"枪械"的简单维护，还是比较容易掌握"射击"动作的。

小张性格比较内向，与女友认识多年，已经准备要结婚了，两个人几个月前开始同居，但由于双方都没有性经验，始终没能"打响第一枪"。前后折腾了几个月，两个人都有点着急了，但是越着急病情越严重，以前小张手淫时候能正常勃起，现在手淫时阴茎的硬度也不太好，性欲也很差，已经开始害怕同房了。女朋友也下了最后通牒，3 个月内治不好病就分手。最后在朋友的推荐下，小张来我的门诊就诊。在门诊上我给小张进行了性激素、血生化、空腹血糖、甲状腺功能、阴茎彩色多普勒超声检查等全面的检查,结果所有的检查都未发现异常,他患的是心理性ED。经过对他们两人进行心理疏导以及对性生活的指导、小张口服一段时间药物之后,他的ED已经治愈了,也开心地领到了结婚证。

因此,要回答ED能不能被治愈这个问题,我们首先要明白ED的病因和分类。

对于由高血压、冠心病、糖尿病、高脂血症等疾病导致的血管性ED,由多发性硬化、脑卒中、中枢神经系统肿瘤、前列腺癌根治术、直肠手术等疾病导致的神经性ED,由阴茎硬结症等解剖或结构异常导致的ED,这些都属于器质性ED,就像不同程度生锈的枪,我们必须尽量去除引起"枪械"锈蚀的外部原因,加强"枪械"的保养和维护,才能保证正常"射击",一旦放松警惕,不做好保养,"枪"随时有坏掉的可能。

对于由抗高血压药、抗抑郁药、抗精神病药等产生的药物诱导性ED,可以通过调整口服药物的种类,停止服用对阴茎勃起功能有影响的药物,再配合适当的治疗,被治愈的可能性较大。

对于性腺功能减退、高泌乳素血症、甲亢或甲减等导致的内分泌性ED,通过调整内分泌,这类ED也有可能被治愈。

对于心理性ED,经过心理疏导和性生活指导,配以适当的药物治疗,多数可以被治愈。

简而言之,ED是一种可以被治疗的疾病,部分患者可以被治愈。中华医学会男科学分会发布的《阴茎勃起功能障碍诊断与治疗指南》就明确提出,ED的治疗目标是纠正危险因素,治疗原发疾病,改善勃起功能,获得满意性生活,而并非ED被完全治愈。

ED 的饮食处方：防治 ED，你该怎么吃

赵善超　南方医科大学南方医院泌尿外科

> **核心提示**
>
> ED 患者的饮食应以清淡、清补之品为主，煎炒油炸、辛辣燥热之物宜禁忌或少食。地中海饮食已被证实是一种健康的饮食方式，除了能降低全因死亡率之外，还有助于勃起功能的改善障碍。

吃"壮阳"食物，为啥没啥效果

33 岁的卢先生最近很困惑，他近 2 年和妻子的性生活不太满意，坚信"以形补形""药膳同功"的他没少吃各类坊间传闻的"壮阳"食物，但性生活还是难以心满意足，近期甚至出现了性欲减退、勃起困难。因此，卢先生走进男科诊所的第一句话就是："医生，我最近'下面'不太行，这两年隔三岔五地吃了不少'壮阳'食物，咋没啥效果，反而还更不行了呢？"

医生详细询问了卢先生"饮食疗法"，得知近 2 年卢先生日常饮食以碳水化合物、肉类食物为主，每顿饭时佐以至少一小杯壮阳药酒，体重约从 75 kg 增加到了 90 kg（他身高约 175 cm，因此，BMI 指数由 24.5 增加到了 29.4）；另外卢先生还有 10 多年的烟龄，每天会抽半包烟以上。经过详细的问诊和查体之后，医生开了常规抽血化验。检查结果显示血脂超标，总胆固醇 6.17 mmol/L、甘油三酯 2.30 mmol/L。医生告诉卢先生，他的"饮食疗法"并不科学，长期这样饮食反而容易引起 ED，另外，长期吸烟、嗜酒无疑是"雪上加霜"！

不合理膳食更易导致 ED

众所周知，摄入过多能量的饮食，如卢先生这般高碳水、高脂肪的不均衡膳食结构，易诱发肥胖，往往还会合并高脂血症，长此以往还可能导致糖尿病的发生。那么，上面提到这些因素和 ED 到底有没有确切的关系

呢？一项著名的对 570 名美国中年男性随访长达 25 年的研究为我们提供了证据，该研究发现，肥胖、高胆固醇或高甘油三酯、吸烟、酗酒等因素与发生勃起困难显著相关！关于糖尿病与 ED 的关系，许多调查研究表明，糖尿病患者 ED 发生率是正常人群的 3 倍以上，而且 3/4 以上的糖尿病患者存在 ED。

肥胖、高脂血症、糖尿病、吸烟及酗酒等危险因素导致 ED 的发病机制比较复杂，与阴茎血管及神经损害、内分泌代谢紊乱、心理因素等都有一定的关系。

综上所述，长期不合理膳食可能引起的肥胖、高脂血症、糖尿病等"富贵病"与吸烟、酗酒等不良嗜好，更易导致 ED 的发生。

防治 ED，应该怎么吃

既然上面提到的不合理膳食诱发的种种后果使得 ED 更容易发生，那么如果按减肥餐、糖尿病饮食是否就有可能预防和治疗 ED 了呢？

让我们先看看减肥餐、糖尿病饮食是怎么吃的。《中国超重/肥胖医学营养治疗专家共识》（2016 年版）指出：限能量平衡膳食具有减轻体重、降低脂肪含量的作用。限能量平衡膳食指的是：控制碳水、饱和脂肪酸的摄入比例，保证蛋白质充足，增加蔬菜、水果、燕麦等富含膳食纤维的食物，适当补充微量营养素。《中国糖尿病医学营养治疗指南》（2013 版）建议糖尿病患者采用低碳水、低脂、高膳食纤维饮食。

这样看来，如果要为防治 ED 制订一份菜单，这份菜单原则上应该达到"低脂多素"的要求。这就要提到备受人们推崇的地中海饮食了。它来源于地中海周边国家如法国、意大利、希腊等，它并非是一种固定食材的饮食方式，而是一种采用以水果（如樱桃、莓类、柑橘、葡萄、黑加仑、萝卜）、蔬菜、坚果、五谷杂粮、鱼为主，少量红肉和精细谷物为辅的膳食理念。地中海饮食现已被证实是一种健康的饮食方式，除了能降低全因死亡率之外，还有助于改善 ED。2016 年发表的一项临床试验发现，地中海饮食对肥胖患者改善或恢复勃起功能的效果比控制饮食更有效。而另一项纳入了 215 名 2 型糖尿病患者、随访了 8 年的研究（MEDITA 试验）表明，地中海饮食能降低 ED 发生风险并使得已患 ED 的恶化风险下降了 59%。因此，想要减少 ED 发生风险，或者"重振雄风"，不妨试试地中海饮食策略。2016 年发布的《勃起功能障碍中西医结合诊疗指南》中，祖国医学也提倡，在辨证论治的前提下，ED 患者的饮食应以清淡、清补之品为主，煎炒油炸、辛辣燥热之物宜禁忌或少食。

当然，合理的膳食结构只是起到"锦上添花"的作用，求好医、用对药才是治疗 ED 最有效的方法。另外，还不要忘了戒烟戒酒，多运动。

ED 的运动处方：哪种运动对勃起最有好处

欧阳斌　广州市第一人民医院男科

> **核心提示**
>
> "生命在于运动。"运动是改善男性勃起功能的一剂免费的良药。有氧运动和无氧运动都有助于改善勃起功能。目前的研究尚未发现哪种运动对勃起最有好处。

很多研究表明，运动可以预防代谢疾病。同样，运动也是改善男性勃起功能的一剂免费的良药。但并不是每个人都能坚持运动。有些人是因为忙得没时间，有些人是因为懒得运动。

小张是一位企业白领，大学毕业刚 2 年。大学期间他是个男神，长得帅、成绩好、篮球打得好！毕业后到了单位，工作忙了，生活条件也好了，一下子运动少了，加上各种应酬、饭局、喝酒、熬夜是常事，小张 2 年间胖了 10 多公斤，同时也觉得精力不如以前了，最让他困扰的是，性功能也慢慢变差了。先是每天早上的晨勃不如以前了，然后是找女朋友后也没有以往的冲劲了。于是他来求助男科医生。医生给他抽血验了血糖、血脂、性激素等，还测了血压，做了夜间阴茎勃起试验，发现他的血糖基本正常，血脂稍高，血清睾酮在正常范围内，但接近最低值了，血压和夜间勃起还正常。因此考虑他是心理性 ED，但还是具有心血管危险因素的。医生给他开了枸橼酸西地那非片（万艾可），并叮嘱他一定要坚持运动并注意控制饮食和保证充足的睡眠。1 个月后小张来复诊，说每天按时吃药并积极运动，精力稍有恢复，晨勃已接近以前正常的时候。3 个月后小张自觉精力跟大学时差不多，不需要药物也有晨勃。

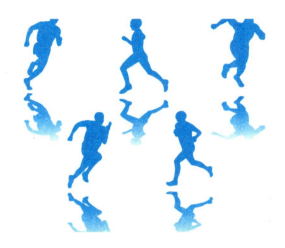

  运动对男性健康非常有益，上述例子在临床上并不少见。那么运动是通过什么改善勃起功能的呢？

  阴茎的勃起离不开良好的血供。大多数人应该都有体会，运动后心跳加快，身体发热，有点整个人都充满了血的感觉。这个时候虽然阴茎没有硬起来，但实际上通过运动，其血管功能已经得到了滋润。运动后，心跳加快，血流加速，而血管的内皮细胞在血流的冲击下，会增加 NO（一种舒张血管的重要气体分子）的产生，同时减少内皮素（一种收缩血管的因子），从而改善血管内皮功能。对于肥胖人群，出问题的不仅仅是血管，可能还存在有胰岛素抵抗，也就是胰岛素不容易发挥作用从而胰腺会更加努力地工作产生胰岛素，此时，血管内皮功能就会受到胰岛素抵抗的影响。而运动可以增加胰岛素的敏感性，让内皮细胞更好地工作。除了对血管内皮功能的改善，运动也可以让男性的雄性激素得到提升。雄性激素是勃起的重要激素。所以说运动的男人最有男人味。

  说了这么多运动的好处，那么哪种运动对勃起最有好处？多大的运动量最合适呢？

  运动分为有氧运动和无氧运动。有氧运动是指人体在氧气供应充足的情况下进行的，而无氧运动则是在相对缺氧下的剧烈运动。有氧运动和无氧运动都有助于改善勃起功能，目前的研究尚未发现哪种运动对勃起更好，也没有非常明确的最合适的运动量。一般来讲，以运动后轻度劳累感为正常反应，不应出现头晕、胸闷、心悸、视蒙等不良反应。大家在具体实施过程中可以结合自身情况，在一定程度上挑战自我，同时也需量力而行。

ED的睡眠处方：好睡眠，给阴茎"充电"

高勇　中山大学附属第一医院生殖医学中心
夏凯　中山大学附属第一医院泌尿外科
冯鑫　中山大学附属第一医院泌尿外科

> **核心提示**
> 睡眠良好的男性每晚都有若干次"阴茎充电"，确保了其性功能处于良好状态。

失眠熬夜，让男人无心又无力

长时间的熬夜对性欲是会产生影响的，有不少人会出现性欲减退。也就是说，此时已经不仅仅是有心无力的问题，情况可能更加严重，既无心又无力，表现对性事不感兴趣，逃避闪躲，有时仅仅是例行公事，勉强应付伴侣而已。疲劳本身可以对大脑主管性欲的中枢产生抑制，使性兴奋大打折扣。

经常失眠容易导致抵抗力下降、记忆力下降、内分泌失调、神经衰弱、肠胃疾病，也就是导致个体的整体健康状态的下降。而高质量的性生活恰恰需要夫妻俩全身心投入交融的境界。每当一方或双方的整体健康不佳时，性生活的质量便会打折扣。反过来，每在关键时刻力不从心，经常不欢而散，又影响了夫妻感情，引起或加重抑郁、焦虑和失眠等症状，造成恶性循环。

阴茎需要在睡眠中"充电"

男人在熟睡时阴茎自发的勃起，称为阴茎夜间勃起。正常男性都有阴茎的夜间勃起，勃起的次数因年龄、体质、性功能状况的不同而有较大的差别。一般来说，年轻男性每晚有7～8次勃起。随着年龄的增长，勃起的次数逐渐减少。健康正常的老年人，勃起的次数为每晚2～3次。有研究发现，阴茎在勃起时海绵体内氧张力为疲软时的3～4倍，这种高氧张力有助于阴茎海绵体内皮细胞的新陈代谢，促进男性性功能的正常恢复，有人形象地称之为"阴茎充电"。

睡眠良好的男性每晚都有若干次"阴茎充电"，确保了其性功能处于良好状态。当一个人睡眠时间少或睡眠质量不高（难于熟睡）时，给"阴茎充电"的夜间勃起（发生在熟睡时）就出现较少或不出现。不难想象，这些失眠患者的勃起功能会每况愈下。其实，在现实生活中，不仅是失眠患者，还有很多经常熬夜者的性生活质量也往往不尽人意。因此，劳逸结合，保证充足和高质量的睡眠对男性性功能十分重要。

安眠药对性能力可能有影响

英国的一项研究发现，连续服用安定类药物 6 个月以上，都可能影响性能力，对男女皆有影响。安定类药物对大脑皮层有抑制作用，能降低性兴奋。安定类药物对大脑皮质的抑制可以阻碍阴茎勃起赖以产生的关键物质 NO 的产生，从而使阴茎硬不起来。此外，如果药物影响到神经组织，也就会损伤支配阴茎的神经，造成 ED。男科门诊中有两三成的 ED 患者是由药物引起的，包括降压药、心脏病类药、糖尿病药物，还有安眠药和抗抑郁药。

因此，在治疗失眠时，强调进行专业和综合的治疗。如果在用药过程中出现了性欲下降或性功能障碍，应在病情控制后尽快减量、停药，或改用其他方法治疗，包括改服副作用较小的中药、增加体育锻炼和心理治疗等，将损害降到最低。同时，性功能异常一般是在持续服药 1～2 个月内发生的。由于这种影响是非器质性的，所以大多可在停药后恢复。

值得一提的是，长期熬夜对精子的质量也会产生一定的影响。在体力不支的情况下，精子的数量以及活力都会出现下降，有缺陷的精子数量会增加，从总体上说，精子的质量出现下降。另外，由于长时间未过性生活，成熟的精子积蓄在体内未被排出，会出现精子老化的情况。由于劳累，身体机能和新陈代谢方面会有所欠缺，这样形成的受精卵便不够理想，以后胎儿的健康程度可能会受影响。

ED 的心理处方：好女人，就是最好的"伟哥"

廖勇彬　江门市中心医院泌尿外科

> **核心提示**
>
> 每一个 ED 男人的背后，都有一个性格强势的女人。男性的性能力与女性伴侣密切相关，至少有 10% 的 ED 是由女方引起的。要想改变和提升男性的性功能，女方的作用十分重要。好女人就是最好的"伟哥"，能帮助男人找回自信，重振雄风。

一男子神情忧郁地走进门诊，开口就问："医生，我这算是阳痿吗？"

医生问："咋回事？"

男子语调低沉地道："我今年 35 岁，大学文化，工程师。我妻子 32 岁，大学文化，公务员。我们结婚 5 年了，已生育一个 3 岁女孩。近一年来，每当和妻子亲热时，我都硬不起来。但我一周有 2 次晨勃，有时看一些情色的书刊杂志也能勃起，时不时还可以手淫。但就是面对妻子不行，为这事妻子经常和我吵架，有时还骂得很难听。"

在医生的鼓励下，男子慢慢说出了更多心里话：我家在农村，家里较穷，从小性格就较内向，不爱说话，不善于表达。妻子出生于干部家庭，独生子女，从小就娇生惯养比较霸道。可以说，从恋爱起，就是女方唱主角，大小事由女方做主。本来妻子是看不上我的，但妻子的妈妈比较喜欢我，说我为人忠厚本分，干事踏实，所以妻子才勉强嫁给我。婚后头几年感情还算可以，但她脾气很大，床上的事也要听她的，加上妻子的性欲比较低，不太愿意做爱，有也是草草了事。近两年我成为单位的骨干，部门经理，工作的负担也越来越重，对家庭对妻子的关注逐渐减少。特别是有了孩子后，在家里被妻子指挥得团团转，接送女儿成了每天的必修课。如果遇到工作实在忙不能按时下班，请妻子替班一次，还要笨嘴笨舌说几句好话，回家后加倍卖力做家务。随着女儿的出生，夫妻性生活的数量和质量都逐渐下降，有时欲望来了，想亲近妻子，可她一句"我累了"，转身就送给我一个凉脊背。特别让我不爽的是，妻子还会以某件事没做好或要我做某些事作为性生活的交换条件，否则就不肯宽衣解带。时间长了，我也对性生活兴趣下降，性的要求明显减弱，在性生活过程中逐渐发觉阴茎勃起的速度和硬度都不如从前，并伴有早泄的情况。最让我寒心的是，有时妻子还会风言风语说几句"我以为你行，谁知折腾几下就完了"这种极伤男人自尊的话。妻子的言语和行为极大地打击了我。近一年来，对着妻子我根本就硬不起来，但这又让妻子不满，说我不爱她了，我都不知如何办好？恳请医生帮帮我。

类似本案的情况，在我们的门诊中屡见不鲜。这是一个比较典型的心理性 ED。我们知道，性欲激发是各种性刺激作用于我们最重要的性欲器官——大脑。大脑是调控中心，接受感受器如眼、耳、鼻、舌、皮肤和体内其他神经及化学感受器传入的冲动，并与记忆、联想、情感、思想意识相结合，经过综合分析，然后发出化学传递信息来加强或抑制我们所产生的性兴奋。阴茎的勃起是生物学、心理学、社会学三种力量相互作用的结果，三种力量是互补同意的，而不是互相排斥的，我们形象比喻为"大头指挥小头"，只有"大头"同意了，"小头"才能雄起。

造成心理性 ED 的常见原因包括：

（1）对性的不良感受。多由于发育过程中的消极影响和精神创伤。在其人生经验不断积累的社会化过程中，接受了不少来自家庭或社会的封建观点，对性持消极和否定态度；父母对他们在儿童时期表现出来的对性的健康兴趣的责罚；母亲过分专制，使男性自我想象受到伤害；首次性交尝试的失败带来沉重的心理压力，还有对失败的畏惧，总担心不能像过去那样做出正常反应。

（2）对自身的不良感受。患者往往缺乏自尊、自信心，充满自卑感、抑郁。

（3）对伴侣的不良感受。伴侣间缺乏交流，互相怄气，对伴侣畏惧和对女性畏惧；对伴侣缺乏信任甚至具有仇视心理；与伴侣的性欲不同步；与伴侣的性价值观与兴趣不和谐；伴侣的肉体吸引力减弱。

（4）其他不良感受。性无知或错误性知识，操作期待值过高；对性表现的过度关注乃至采取旁观、审势的态度而不是全心地投入；疲劳、工作过度紧张和压力太大。

本案例中，心理性 ED 的原因主要是对妻子的不良感受，长期面对一个强势、霸道的妻子，男人在床上是很难雄起的。心理学家哥德堡起过一个有趣的名词——"阳具的智慧"，认为男性阴茎具有其自己愿意或不愿意做爱的选择权、拒绝权。换句话说，男女之间的性交合之爱，就是双方灵与肉最高层次的表达。

当男性充满自信时阴茎容易勃起，反之，当男性心理不安、胆怯或担心某些会发生时，就容易勃起功能障碍。《男人的恐惧》一书的作者就说过："如果一个男人感到他不如他的伴侣或者说她给他这样一种感觉，那么他迟早是会变成性无能的。"事实上。男科学家阿尔维斯总结出男人的8项职能：男人应该是一位健壮的情人、一位令人放心的丈夫、一位家庭保护者、一位高效工作者、一位会理财的家长、应该有生育力、应该是会教育孩子的父亲和受人尊重的儿子。在如此重负之下，许多男人都濒临崩溃。因此，在治疗生理性疾病的同时，也一定要调整"心"，我们说妻子就是一位心灵治疗师，妻子温柔体贴的话就是心灵鸡汤，胜过任何补药。

配偶的作用在临床治疗中非常重要。有时患者夫妻双方一起来门诊，病因往往很快就被找到——女方过于凶悍和强势。所以，女性的角色非常重要，她们有时是ED的制造者。而女方如果做得好，那就将成为男性性功能康复的直接参与者和促进者。

妻子们，请关爱你们的丈夫。

ED的药物处方："伟哥"为何能成为"硬"战先锋

孙祥宙　中山大学附属第一医院泌尿外科
高勇　中山大学附属第一医院生殖医学中心

> **核心提示**
>
> 有效、安全、无创、价格易接受这四大优势，让PDE-5抑制剂成为治疗ED的首选药物。

曾经棘手的ED治疗，在1998年迎来"春天"

ED虽然不危及生命，但对患者及其配偶的生活质量影响巨大。随着生活水平的不断进步，越来越多的人开始关注生活质量，因此，ED的治疗逐渐得到医患双方的重视。

1998年,"伟哥"——枸橼酸西地那非片(万艾可)的出现,开创了ED治疗的"春天"。大规模的临床研究证实,ED患者使用后有效率可达70%～80%,而且服用安全有效,因此很快风靡世界。很多男性同胞把"伟哥"当成了"春药",在大家的印象中,只要性生活前吃1粒,似乎就能"金枪不倒",有些勃起功能正常的年轻朋友认为吃了能够提高性能力。但是男科医生会告诉你,这些都是错误的认识,是对阴茎勃起的生理机制和西地那非的药理作用机制不了解造成的。

男性的阴茎动脉血管在接受性刺激后会分泌NO的神经递质,它可以通过激活蛋白酶产生一种叫环磷酸鸟苷酸的物质,这种物质有舒张血管的作用,从而使阴茎勃起。生理情况下阴茎内的环磷酸鸟苷酸很快会被PDE-5酶代谢掉,从而恢复阴茎的疲软状态。西地那非是一种PDE-5抑制剂,可以通过抑制PDE-5酶,减少环磷酸鸟苷酸的代谢,维持阴茎的勃起状态。所以,西地那非绝不是"春药",也不能增强性能力,对于一个完全没有性欲的人,此药可能毫无用处。这也是西地那非为什么要在性生活开始前30分钟至1小时服用的原因,目的是通过增加性刺激来提高药物的疗效。

PDE-5抑制剂,是ED的一线治疗方案

国际ED治疗咨询委员会推荐:药物治疗,作为常规一线治疗;药物治疗不佳者,采取二线治疗;而手术则是最后选择的三线治疗。

西地那非等PDE-5抑制剂类药物之所以成为治疗ED的首选,是因为其满足了四个原则:

(1)有效。近80%的ED患者服药后,在性刺激下阴茎可以正常勃起,这已被国际男科学界所公认。

(2)安全。PDE-5抑制剂的作用机制是促使阴茎的血管平滑肌扩张,从而帮助勃起。此药完全是自然起效,不作用于大脑,因此并非"春药"。PDE-5抑制剂没有严重的副作用,仅少部分人有一过性的面色潮红、头晕、鼻塞等不良反应。不过,需要提醒的是,正在服用硝酸甘油类药物者不能服用此药。PDE-5抑制剂虽然相对安全,但是作为处方药,需要在医生诊断和处方后才可以购买。

(3)无创。比起注射、手术等有创治疗,口服药物的无创性是个巨大的优势。

（4）价格易接受。市面上的 PDE-5 抑制剂产品很多，价格虽有差异，但每次性生活的成本基本从几十元到一百多元不等，这对大多数 ED 患者来说还是可以接受的。

"伟哥"之外的其他治疗方式都存在较明显的不足和硬伤。

例如海绵体注射疗法，即在每次性生活前，往阴茎海绵体内注射可促进勃起的药物。然而，该法属于有创性操作，容易导致患者疼痛、出血甚至异常勃起等副作用，给患者增加不少痛苦，因此，目前很少使用了。

还有一种方法是在阴茎尿道口放入一种栓剂，然而，这种方法却给患者带来了明显的不适，导致尿道出现火辣辣的感觉。而且，精液射入阴道后，药物也会刺激阴道黏膜，女方同样也会出现火辣辣的不适感。试想，这种情况下，快感被这些不适冲刷得荡然无存，性生活还有什么乐趣呢？所以，使用这种方法的人也越来越少了。

促进阴茎勃起，也可以选择负压缩窄装置。将此装置套在阴茎上，通过负压使阴茎被动勃起。但这种方法有导致阴茎异常勃起等风险，目前一般作为一些大手术的术后性功能康复用，并非首选。

如果以上方式都不能选择，那么只能考虑手术了，即在阴茎内安装假体，帮助阴茎勃起，但手术是有创操作，很可能带来诸多并发症。

通过上述分析，我们可以明显看出，这些手段都不理想，副作用多且让性快感大打折扣。

因此，有效、安全、无创、价格易接受这四大优势，让 PDE-5 抑制剂成为治疗 ED 的首选药物。

"伟哥"会不会成瘾

很多患者担心服用"伟哥"会成瘾，以后会造成药物依赖。

药物成瘾性又称药物依赖性。如果某种药物有成瘾性或依赖性，患者会需要越来越大的剂量才能达到同样的疗效；而且，如果停药，会出现戒断症状，患者表现出一种强迫性地要连续或定期使用该药的行为和其他反应。吗啡、杜冷丁、海洛因等即属于此类。

"伟哥"等 PDE-5 抑制剂到底是不是成瘾性药物，咱们可以看看其作用机理到底是什么。勃起实质上是阴茎动脉扩张后，阴茎血流量增多，阴茎海绵体充血膨大。PDE-5 抑制剂的作用机理是，在性刺激作用下，PDE-5 抑制剂能松弛阴茎海绵体内的平滑肌，可以扩张血管，促使阴茎海绵体血流量增加，使勃起硬度增强，维持勃起状态，达到治疗 ED 的作用。"伟哥"并不作用于大脑，不会带来欣快感。它既不是"春药"，也不会成瘾。

有患者担心长期服用是不是要不断加大服用剂量，才能维持相同疗效；另一方面，他们又害怕停药会出现停药反应，即突然停药后 ED 会加剧。目前看来，停药后 ED 会加剧的这种担心也是多余的，因为"伟哥"在人体为 24 小时即可基本代谢清除，不会对机体产生长期的不良影响。

临床上的确存在服用一段时间"伟哥"后，自觉疗效不如从前的情况，这可能是原发疾病进展、疾病危险因素持续存在以及对药物疗效高期望值的"心理依赖"等。

事实上，通过对以往使用过 PDE-5 抑制剂的 ED 患者的长期观察，发现患者一旦摸索到其有效剂量，则无须进一步增加剂量即可保持疗效。到目前为止，没有发现停药后出现戒断症状的患者。

如果规律服用 PDE-5 抑制剂药物，可有效改善血管内皮功能，即使在停药的情况下，有不少轻症 ED 患者仍能维持较好的勃起功能。这样的例子，无疑让"伟哥"有依赖性的传言不攻自破。

PDE-5抑制剂按需服用和规律治疗，你如何选择

医生发现，约有 20% 的 ED 患者对于 PDE-5 抑制剂按需服用疗效不佳。通过研究发现，这些患者存在血管内皮功能障碍，导致 NO 合成减少。举个例子说明，若把我们的阴茎勃起比作浴缸蓄水，PDE-5 抑制剂比作浴缸底部的塞子，血管内皮产生一氧化氮比作水龙头出水的话，这些患者就好比水龙头坏了出水很少，即使我们把浴缸塞子塞紧，浴缸也很难蓄满水。因此，对于存在血管内皮功能障碍的 ED 患者，按需服用 PDE-5 抑制剂往往很难达到治疗效果。

PDE-5 抑制剂规律治疗模式，是指每天或者每隔 1 天服用 1 次 PDE5 抑制剂，可以通过长期用药改善阴茎血管内皮功能，维持阴茎平滑肌细胞数量，使 ED 患者勃起功能得到改善，主要适用于按需服用 PDE-5 抑制剂疗效欠佳的 ED 患者。但是规律治疗模式也会增加患者的经济负担，因此，对于性生活规律的 ED 患者、性生活较少的 ED 患者（如老年患者）和一部分心理性 ED 患者，按需服用 PDE-5 抑制剂治疗模式仍然表现出优势。总之，PDE-5 抑制剂按需服用和规律服用各有其优势，不能互相取代，医生会根据患者的具体情况灵活选择，个体化治疗。

ED 的外科处方：假体植入为终极手段

张亚东　中山大学附属第一医院特需医疗中心
韩大愚　中山大学附属第一医院泌尿外科

> **核心提示**
>
> 阴茎假体（起搏器）植入术是目前国内外指南推荐的治疗 ED 的终极手段，这是一个很复杂的手术，需要受过专业训练的医师才能进行。

46 岁的陈总，年龄不算太大，却已是老糖尿病患者了。10 余年来，他的血糖控制欠佳，5 年前勃起功能也大不如前。初始服用 PDE-5 抑制剂药物略有好转，随着时间的推移，性功能急剧下降。妻子一再劝他赶紧去医院检查，但他觉得这档子事儿太丢人了，所以就到处找"偏方"服用，可就是不见好，近 3 年完全不能勃起。他也曾去过多家医院就诊，均被诊断为糖尿病性 ED，但服药效果不佳，家庭生活不和谐，看着年轻的妻子，他非常痛苦。

后来，他到了中山大学附属第一医院男科进行治疗。结合患者的病史、体征和检查结果，医生确诊他为糖尿病性 ED，符合假体植入的手术指征，无明显手术禁忌证。与患者沟通后，经过积极的术前准备，控制好血糖，最后进行了可膨胀性阴茎假体植入手术。手术非常成功，经过医护人员的精心护理，最终陈总恢复良好，顺利出院。经术后指导使用后，效果十分理想，真正地想爱就爱，想硬就硬，重振雄风，不仅恢复了往日的神采和自信，家庭也和谐美满。

阴茎假体有很多种，既往有使用软骨的，也有硬性的，目前膨胀性可控性假体应用较广，它一共分为三部分，包括两根空心圆柱、一个贮液囊和一个泵（见下图）。需要将两个空心圆柱体置入阴茎，在膀胱前方置入贮液囊，阴茎内置入小泵，有导管将三者相连，平时液体贮存在贮液囊内，阴茎不勃起。性生活时通过调节阴囊内的开关，把贮液囊内的液体挤入埋在阴茎海绵体内的空心圆内，即可调控阴茎的勃起和疲软，真正达到随心所欲的生理要求。性生活时阴茎外观、感觉、射精、高潮和生育均不受影

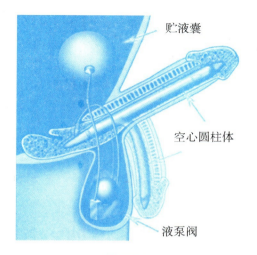

阴茎假体

响。性生活结束后，按压泵上的松开活瓣，可使液体重新回流到贮液囊内。这种手术对医院手术室的环境要求非常高。该技术可以使男性特别是中老年男性重新获得勃起能力，手术满意度高达93%。

阴茎假体（起搏器）植入术是目前国内外指南推荐的治疗ED的终极手段，是一个很复杂的手术，需要受过专业训练的医师才能进行。虽然很多患者得益于外科手术植入疗法，但如果选择的医院不正规，一旦出现操作失误，将会引起严重后果，如海绵体损害、阴茎的机械性损伤、感染等，有时还可见出血，导致手术植入失败。其适应证为不可逆的器质性ED，尤其是内分泌性、血管性、外伤性、药物性、心理性ED经治疗失败者，不能接受或不能耐受已有治疗方法的ED患者。

所以当勃起出现问题时，不用着急，先到正规医院做相关检查，医生确诊后，权衡利弊，再决定是否需要做阴茎假体植入手术，一定要选择正规、专业的男科医院进行手术。

ED 的中医处方：如何辨证治疗阳痿

周少虎　广州中医药大学第一附属医院生殖医学科
翁治委　广州中医药大学第一附属医院生殖医学科

> **核心提示**
>
> 阳痿不一定只是肾虚。现代中医治疗阳痿，不再是单纯补肾壮阳，而是强调针对肾虚的具体问题，分型调理。

留住青春靠补肾？

大多数来门诊的阳痿（ED）患者都喜欢问："我是不是肾虚？要不要补肾？吃什么可以壮阳？"仿佛阳痿的罪魁祸首就是肾虚。

中医理论认为，肾藏精，主生殖。男性出现阳痿等性功能障碍，肯定都跟"肾"有关系。古代人生活条件苦，夏天受暑热，冬天受风寒，饮食不足，故而，他们的体质都比较差，比较虚。存在阳痿的，几乎都是肾虚，尤其是肾阳虚。明代医书《景岳全书》云："凡男子阳痿不起，多由命门火衰，精气虚冷，或以七情劳倦，损伤生阳之气，多致此证。"当时的阳痿患者往往都得补肾。补肾之要旨，又在补肾阳。由此，补肾壮阳的观念深入人心。加之"阳痿"的二字，也容易使人望文生义，以为既然是阳具痿弱无力，就必然要"壮阳"。本义仅是"扶持人体阳气"的"壮阳"，却成了提高性能力的代名词。

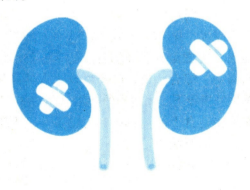

然而随着生活条件的改变，现代人阳痿，除了肾虚，还有湿热、血瘀、肝郁等其他因素的影响。首先，现代人不再是衣食无着，反倒是常常过食肥甘厚腻、辛辣刺激之物，致使湿热下注，阻滞阳气调达，引起功能障碍。再加上上班坐着多，出门就是汽车，上楼就是电梯，人们普遍缺乏运动，影响了气血流通，多见血脉瘀阻。吸烟酗酒的不良习惯、污染严重的大环境，不仅直接耗损元阴元阳，使人体虚，而且给身体带来湿热瘀毒。此外，工作、生活压力大，很多男性情志抑郁，也会引起肝气郁结、气滞血瘀，进而阳痿。阳痿辨证分型为肝郁气滞型、精脉瘀阻型、湿热下注型、肾阳不振型、肾阴亏虚型、心脾两虚型六种。

据临床观察，阳痿人群里，仅有虚证的只占25%左右；实证的约占20%；虚实兼杂型的最多见，约占55%。湿热、气滞、血瘀等，都属于实证的范畴。肾也有实证，阳痿不一定只是肾虚。现代中医治疗阳痿，不再是单纯补肾壮阳，而是强调针对肾虚的具体问题，分型调理。不辨虚实，自行服用补肾壮阳药，只会"热上加热、瘀上添瘀"，脸上虽然"青春焕发"，然则南辕北辙，最终惹来其他麻烦。

给青春指条明路

中医病机学理论认为，久病多瘀、久病多虚、怪病难病多痰是慢性疾病发展过程中的普遍病理变化，多表现为虚实夹杂证，或因虚致实，或因实致虚，但很少单纯的实证或虚证。在当代社会环境条件下，实多虚少是现代人类阳痿病机学上的普遍规律之一。

同样是阳痿，肾虚证跟肾实证的患者症状不同，诊治也完全不同。肾虚者的主证为腰膝酸软、性欲减退、尿频多汗、精神不振。肾实证患者，如血瘀的，多见小腹胀痛，部分患者可查出精索、阴囊静脉曲张；气滞的多见抑郁易怒，或针对不同性伴勃起质量有很大差异；湿热的多见阴囊潮湿，口苦咽干，舌苔黄腻、身热口干等。很多阳痿患者的证型都比较复杂，虚实兼杂，肾虚血瘀、肾虚湿热、肝郁肾虚的多。要准确辨证分型，必须由专业中医师望闻问切，综合舌象、脉象以及患者的身体状况、精神状态来定。患者则在医生的指导下选用适当的药物、食物进行服用。

治疗阳痿，除了在药食上的选择，仍需要从心理上进行干预。在性生活中，心理暗示对男性的影响非常大。门诊不难观察到，因为阳痿而导致心理焦虑、紧张、丧失自信心的患者非常多，"因痿致郁""因郁致痿"往往互为因果，恶性循环。如何让阳痿患者重新建立信心？正如美国性学家卡普兰所说："丈夫是妻子的性启蒙师，妻子是丈夫最好的性治疗师。"妻子的理解、配合、支持和鼓励，往往是丈夫最好的"春药"，而妻子的埋怨、嘲笑和奚落，只会比毒药更毒。

故只有在辨证准确的情况下进行治疗，并辅以恰当的心理安慰，才能达到立竿见影的效果，使青春焕发在合适的部位，做到"上面"有想法"下面"有办法。

国内盲目补肾壮阳的现状、效果与危害

谢先生近来房事不顺，床上各种抚摸各种刺激，仍然力不从心。谢先生认为自己是肾亏，想买些补肾壮阳的中成药和保健品补补。于是他打开搜索引擎，发现网上分成了两派：一派是极力推崇补肾壮阳药品，并且种类繁多，每一种都能让男人重新抬头；一派是对补肾壮阳的方法讳之如虎。各家言之凿凿，谢先生十分困惑，治疗阳痿，到底是该用补肾壮阳的保健品，还是不该用呢？

中国社会一提起阳痿，就自然而然地想到肾虚，所谓肾虚，其实是一种文化病，人们正是基于对精液、阴液丢失的担忧和焦虑，引发自主神经紊乱，进而转化成躯体症状。正是中国这种特定的文化土壤，才滋生出搅得国人心神不安的肾虚精神包袱。在这种大环境下，加之一些不规范的广告信息的误导，补肾壮阳成了老百姓心中治疗阳痿的不二法门。

补肾，是一个十分热门的话题。很多男性片面获得了一些中医知识或受到错误信息的误导，认为自己精力和体力差、性功能下降都是肾虚造成的，所以盲目购买很多补肾的药物或保健品服用。还有不少男性跑到医院说自己肾虚了，要求医生帮忙"补一补"。这样乱补不但对健康没有好处，还可能对身体造成伤害。

阳痿在中医上至少可分为六个证型，患者常常多种证型交叉复合，非常复杂。盲目补肾壮阳，疗效可能适得其反。目前市售的一些壮阳药（中成药）及保健品，90%以上都是以鹿茸、鹿鞭、海马、阳起石等为主，这些成分的功效皆以温肾壮阳为主，实在不宜乱吃。肾阳虚衰的阳痿患者，一般具有腰膝酸软、畏寒肢冷、小便清长等症状，这类患者以补肾壮阳的方法治疗则恰到好处；然而除了肾阳虚衰证（畏寒肢冷）外，其他五种阳痿患者都不适合壮阳。例如，肾阴虚者本来就心胸烦热，倘若对其使用壮

阳方，阳热蒸灼阴液，如同火上浇油；湿热下注者，本该清热利湿，越补湿热越盛；精脉瘀阻者，本该化瘀，越补越瘀。

现代人多数饮食不节、久坐少动、压力山大，导致肝郁湿热血瘀多见，临床上单由阳气衰微所致的阳痿患者明显减少，加之许多患者在就诊前迷信于广告宣传，滥用壮阳燥烈补药之品，结果都口干舌燥、目涩耳鸣、小便艰涩。滥用补肾壮阳药对这类阳痿患者只能逞一时之强，很快便燥热难耐，阳气更衰。

中医药治疗阳痿有着其独特的方法与优势，如蚕茸柱天胶囊、复方玄驹胶囊等。中医药的全身调节，同时与枸橼酸西地那非片（万艾可）结合起来使用，效果会更好，这是一种兼顾全身的较好的治疗模式。所以，阳痿之复杂，需要专业的医生进行辨证论治，而不仅仅是一味地补肾壮阳。

保健品内偷偷添加"伟哥"的危害

张先生慌慌张张地弓着身子走进诊室，仔细一看，原来张先生下身擎起了"小帐篷"，原来张先生在网络上购买了治疗阳痿的保健药，只是未曾想这效果也太持久了，数个小时过去仍未有消退迹象，并出现阴茎疼痛的症状。究竟是什么保健品如此神奇，使人"金枪不倒"？

该患者服用的保健品中可能是加入了过量的西地那非，也就是"伟哥"。在补肾类保健品中违规添加西地那非的"潜规则"由来已久。查阅文献获知，江苏省南通市药检所曾抽检声称有"补肾"功能的保健品和食品85件，并按国家标准进行检验，测定其中的西地那非成分含量，令人吃惊的是，这85件抽检品中有75件含有西地那非。

PDE-5抑制剂作为治疗ED的一线用药，其作用机制主要是促使阴茎的血管平滑肌扩张，从而帮助勃起，其安全性、有效性都经过了严格的药理实验，有科学的数据支撑，其勃起功能改善明显，治好率近80%。

然而出于各种各样的心理，国人对于"伟哥"的使用仍抱有迟疑的态度，中国性学会和男科学会的一项调查显示，只有6.97%的ED患者使用"伟哥"类西药，大多数患者一直通过各种食补或服用中成药、保健品等来补肾，选择服用五花八门的保健品治疗"肾亏"。一些厂家为了让人感觉"药"有明显效果，往往会在保健品中添加高含量的"伟哥"，甚至高出规范用药的剂量。于是，经常有人服用这些所谓的"纯中药"后数小时仍"金枪不倒"，这是十分危险的，阴茎充血时间过长，阴茎组织就会因缺氧而受损,可能影响日后的勃起功能。

补肾保健品中违规添加"伟哥",首先,从法律层面讲,这种添加是违法的,按照相关法律,性保健品属于保健食品,不得添加西地那非等药物成分。其次,由于所添加的成分复杂,即使是添加"伟哥",因成分和剂量不稳定,药效缺乏监控,也容易对身体造成潜在伤害。添加了西药成分却不明示,患有心血管疾病的人,如高血压、冠心病者,在不知情的状况下服用,很容易发生意外。

国家食品药品监督管理总局提醒:不要购买声称有治疗功能的保健食品。目前,我国允许注册申请的特定保健食品功能有增强免疫力、辅助降血脂、减肥等27项,但不包括补肾、活血通络、益气固本、滋阴、滋补肾阳等相关功能,原卫生部和国家食品药品监督管理部门也从未批准过有治疗功能的保健食品。

ED 的干细胞处方:"万能"的干细胞,能治疗 ED 吗

刘贵华　中山大学附属第六医院生殖医学研究中心
孙祥宙　中山大学附属第一医院泌尿外科

> **核心提示**
>
> 干细胞治疗 ED 是有效的,但要真正实现其临床应用,还有一系列问题,如干细胞的标准化生产、其临床安全性等都有待解决。

一则"花400万年轻30岁?富豪组团赴乌克兰打续命针"的新闻在社交平台刷屏,引起了业内外人士的热议。文中介绍中国富豪组团去乌克兰"续命","续命"的方式则是往身体内注射胚胎干细胞,据说,一次胚胎干细胞治疗可以让身体机能年轻5～10岁,注射6次以上身体机能就会足足年轻30岁,而富豪们要付出的代价则是差不多400万元人民币,平均下来则是约60万元打一针"续命针"。那么,神奇的干细胞是否真有这么神奇呢?万能的干细胞是否可能改善 ED 呢?笔者结合自身从事干细胞研究多年

的经验为大家一一道来。

何为干细胞

干细胞是一类具有自我更新并具有多向分化潜能的细胞。可分为胚胎干细胞/诱导多能干细胞（iPSC）和成体干细胞，胚胎干细胞/iPSC可以无穷无尽的扩增，跟聚宝盆一样，它可以随心所欲地分化成任何类型的细胞。但如果在使用过程中胚胎干细胞/iPSC的扩增和分化失去控制，则有形成肿瘤的风险，这也是阻碍胚胎干细胞/iPSC临床应用的最大原因所在。此外，胚胎干细胞的使用受到伦理和法律的限制。而成体干细胞来源于人体各种组织，如骨髓、脐带、脐血、毛囊、尿液等，它们也能进行不断的自我更新和分化，但相对于胚胎干细胞而言，其自我更新和分化能力有限，不过这也意味着更安全，更适合临床应用推广。如对于白血病，只要配型得当，骨髓移植也就是利用造血干细胞异体移植是可以终身治愈白血病的。干细胞领域的研究发展也非常快，这方面的研究成果至今已3次获得诺贝尔奖（1990年骨髓干细胞移植、2007年胚胎干细胞、2012年iPSC），临床应用前景非常广阔。

干细胞治疗ED有效吗

首先，可以很肯定地说干细胞治疗ED是有效的。不同病因所致ED的发病机制不尽相同，现有治疗方法往往是针对其中某一环节或因素进行针对性纠正，因此，对不同类型的ED必须首先深入细致的研究其发病机制，而后才能进行治疗的选择。但这样治疗往往只能针对某些因素，而忽略其他因素，不能做到面面俱到，因而有其局限性。而运用干细胞治疗ED一方面可以完全取代受损或死亡的阴茎组织细胞，另一方面可以分泌细胞因子修复功能受损的阴茎组织细胞，这样治疗有可能做到"一劳永逸"。理论上来说，可以使用的干细胞包括胚胎干细胞/iPSC和成体干细胞。在ED治疗领域，成体干细胞治疗ED的研究正飞速发展。笔者所在研究团队近10年来进行了应用成体干细胞包括骨髓间充质干细胞、脂肪组织来源的间充质干细胞、尿液来源的间充质干细胞等，治疗糖尿病性ED、海绵体神经损伤性ED、老年性ED等系列ED的系列研究，均证实成体干细胞治疗ED是有效的，并且是安全的。但这些研究尚处于动物实验阶段，未在临床上广泛证实。

干细胞治疗ED，目前能在临床应用吗

虽然干细胞已被证实对非常多的疾病如帕金森、关节炎、糖尿病、ED等均有效，但除了造血干细胞移植可以在临床上不经审批常规进行以外，尚未有一个干细胞疗法能像药物一样在临床广泛使用。目前，虽陆续有小规模使用干细胞治疗ED的临床报道，但尚未有大规模的临床试验证实其有效性和安全性。

总之，干细胞治疗ED是有效的，但要真正实现其临床应用，还有一系列问题，如干细胞的标准化生产、其临床安全性等都需要研究者回答。此外，促使内源性的干细胞发挥其定向分化潜能也可能是治疗ED的有效方法。

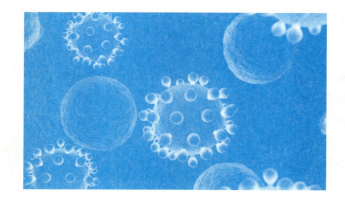

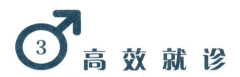

高效就诊

目前,社会上各种男科医院和诊所良莠不齐,因此,正确的就诊导向非常重要,让患者少走弯路,避免上当受骗。

做一名会看病的男科患者

高勇　中山大学附属第一医院生殖医学中心

> **核心提示**
>
> 通过医疗服务专业网站,搜索附近的医院和医生,选择医德医术好和口碑佳的医生。面对医生,叙述病情时一定要抓住重点——叙述本次看病想解决的主要问题,先讲目前的病情,再讲以前的病情。

正确选择医院和医生

得了男科疾病,怎么看病呢?建议您注意以下几点,做一名会看病的男科患者。

正确选择医院和医生,对于男科患者是头等重要的大事。目前,我国公立医院的男科门诊和男科医生较少;民营男科医院的水平又良莠不齐,误诊误治和诈骗等现象较常见,甚至有一些男科患者被骗得倾家荡产。

男科患者可以通过医疗服务专业网站,搜索附近的医院和医生,要选择那些医德医术好和口碑佳的医生,就诊前可以先咨询一下,了解挂号和就诊程序。建议男科患者优先选择公立三甲医院的男科或泌尿外科医生,以免上当受骗耽误病情。

如何与男科医生高效沟通

要做好看病前的准备。收集和整理好已有的检查结果和病历本,带齐资料去看病,既方便医生快速了解病情,又可以避免重复检查,节省时间和金钱。化验单要按照检查时间排好顺序。准备化验精液的患者,就诊前要禁欲不射精3～6天,注意不要超过7天,检查前要休息好。

就诊时,患者正确叙述病情对于男科疾病的诊断和选择治疗方式非常重要。然而,由于男科门诊患者很多,每个人的看病时间往往只有短短几分钟,因此叙述病情时一定要抓住重点——本次看病想解决的主要问题,先讲目前的病情,再讲以前的病情。不同的疾病,有不同的叙述病情方式,例如:"医生您好!我跟老婆没有采取避孕措施1年多了,老婆一直没有怀孕,以前曾经让前女友怀孕和人工流产过1次,平时性生活比较正常,没有什么不舒服,这是我的检查结果,我们想要个孩子。"

对于医生的问题,一定要如实回答,千万不要隐瞒或说谎。如果对问题不明白,可以让医生再讲清楚一点。如果不想让家属知道病情,可以让家属在门外等候,再悄悄告诉医生。医生讲解病情、检查和治疗方法时,一定要认真听,必要时拿笔记录下来。先听明白了,再提问题,注意不要在医生还没有讲完时就提问,这样会干扰医生思路,也很不礼貌。看病结束时,注意问清楚交费和检查地点、下次来复诊时间等事宜。

调整好心态,坦然面对病情,对疗效有合理的期望值。很多男科疾病是慢性病,治疗周期往往要若干个月甚至若干年,坚持治疗很重要。即使病情严重和难以完全治愈,也要坦然接受现实,毕竟男科疾病往往只是影响生活质量和生育,一般不会危及生命。

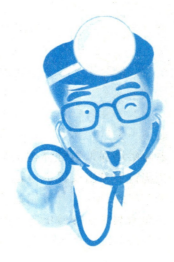

结 语

我们的目标：
不仅仅要局部硬，更要全身有活力

刘贵华　中山大学附属第六医院生殖医学研究中心

　　至此，本书已接近尾声，正如本书书名《"性"命攸关》所传达的观点，局部的"性"能力与全身的"命"运是息息相关的。男人的性能力不仅反映他的雄风，更为重要的是，性能力也是全身健康的"冰山一角"，当男人发生 ED 时，常可检测出其他慢性疾病，如心血管疾病、高血压、糖尿病和迟发性性腺功能减退症等。这主要是因为随着生活水平的改善，越来越多的现代人因为缺乏运动和饮食摄入能量过多患上所谓的"富贵病"，如冠心病、肥胖、高血压、高血脂、代谢综合征等。这些因素都可导致动脉血管粥样硬化，血管粥样硬化就如汽车的油路出问题，会影响全身健康，而阴茎海绵体动脉的直径远远小于供应心脏血供的冠状动脉管径，又因为阴茎勃起所需的特殊血流动力学效应，所以，ED 的发生一般早于冠心病至少 3 年。因此，ED 对于心血管疾病具有良好的预测价值，在男性出现勃起功能下降时候，千万不要掉以轻心，应该克服害羞的心理，积极就医，进行全面检查和积极的治疗才是真正的解决之道。

　　此外，睾酮是男性体内最重要的一种激素，有如汽油对于汽车一样重要，对男性身体结构和器官功能的维持有着重要、广泛和持续的影响。随着年龄增加，男性体内的睾酮会越来越低，只是降低的速率不一样而已。当男性朋友出现性欲减退、阴茎勃起硬度下降、中途疲软、晨勃次数和质量下降时，除了要警惕血管出现问题以外，还需要提防睾酮不足，睾酮缺乏也常与其他慢性疾病如糖尿病、骨质疏松和贫血等伴随出现。

　　因此，提醒男性朋友们，当性功能出现问题时，一定要及时检查，因为"性"命攸关！

性不是奢侈品，应该成为必需品

高勇　中山大学附属第一医院生殖医学中心

古人说："食、色，性也""饮食男女，人之大欲存焉"，这告诉我们人生离不开两件事——饮食和性，充分说明了"性"的重要性。

中国文字博大精深，"性"字有三层含义。

第一，"性"由心（忄）生（生）。性行为，是男女之间交流感情的重要方式。男人和女人感情好了，互相成为心上人了，自然就有了性冲动和性行为，进而通过性行为表达和交流感情，升华到了爱情。性功能障碍会严重损害夫妻关系、家庭稳定和社会和谐。因此，性功能和男人的生活质量密切相关。

第二，"性"能创造生命（生）。生存与繁衍是包括人类在内的所有生物的本能，而繁衍就离不开性行为。古人云："不孝有三，无后为大。"性功能跟繁衍后代密切相关，性功能是男人生育能力的重要部分。

第三，"性"命攸关。性跟男人的生命力、身心健康程度和预期寿命密切相关。高血压、糖尿病、代谢综合征和抑郁症等很多慢性疾病都会损害男人的性功能，性功能障碍是这些重大疾病的早期预警信号。性功能障碍跟心脑血管疾病等重大疾病有相同的病因，例如晚睡熬夜、吸烟酗酒、久坐少运动等不良生活习惯。性功能不好的男人，罹患心肌梗死和脑溢血等心脑血管疾病等重大疾病的风险也大大增加。因此，性功能是男性健康的"风向标"。

通过阅读本书，您不仅可以更加深刻地理解性对于男人的重要性，还可以了解性功能障碍的病因和治疗方法，加深对于性的认识。随着医学科技的发展，性功能障碍已经有了安全有效和相对便宜的治疗药物和治疗方法，大部分性功能障碍患者在治疗后性功能可以获得明显改善。因此，性不是奢侈品，应该成为必需品。

参考文献

[1] 中华医学会男科学分会. 中国男科疾病诊断治疗指南与专家共识（2016版）[M]. 北京：人民卫生出版社，2017.

[2] 邓春华. 从整体健康出发，重视勃起功能障碍的诊断与治疗[J]. 广东医学，2009，30（6）：833-834.

[3] 陈鑫，万子，邓春华，等. 勃起功能障碍与中老年男性慢性疾病[J]. 实用老年医学，2013，27（8）：620-623.

[4] 邓立文，邓春华，涂响安，等. 高血脂与男性勃起功能的相关性研究[J]. 中华临床医师杂志（电子版），2009，3（3）：449-453.

[5] 涂响安，邓春华. 慢性前列腺炎和性功能障碍研究进展[J]. 广东医学，2008，29（10）：1602-1603.

[6] 邓春华，谢云，夏凯，等. 干细胞在男科领域的应用[J]. 临床泌尿外科杂志，2018，33（8）：593-598.

[7] 袁琳. 西地那非（万艾可）治疗勃起功能障碍的有效性和安全性[J]. 2007，13（8）：766.

[8] 潘美洲，张刚，方舟，等. 他达拉非对勃起功能障碍治疗的有效性分析[J]. 中国性科学，2014，23（9）：3-6.

[9] 周庭友，李彦锋. 盐酸达泊西汀治疗早泄的临床研究进展[J]. 中华男科学杂志，2015，21（10）：931-936.

[10] 王海，张海林，白明，等. 内置生物套技术治疗早泄的临床研究[J]. 医学研究杂志，2017，46（9）：104-106.

[11] 姜辉，邓春华，商学军，等. 左卡尼汀在男性不育中临床应用专家共识（2014版）[J]. 中华男科学杂志，2015，21（1）：82-85.

[12] 商学军，郭军，陈磊，等. 麒麟丸治疗少弱精子症的多中心临床疗效观察[J]. 中华男科学杂志，2011，17（12）：1139-1142.

[13] 王细生，彭乃雄，尹霖，等. 蚕蛾柱天胶囊联合小剂量万艾可治疗阳痿疗效观察[J]. 辽宁中医药大学学报，2013，15（6）：8-10.

［14］蔡健，邓哲献，蒋海波. 复方玄驹胶囊治疗勃起功能障碍的疗效观察［J］. 中华男科学杂志，2006，12（6）：568-569.

［15］邓春华，刘闽军，高勇. 男性不育看名医［M］. 广州：中山大学出版社，2017.